跨科解密

潔米·考夫曼 JAMIE KOUFMAN, MD
喬丹·斯特恩 JORDAN STERN, MD
馬克·鮑爾 MARC BAUER ——著　陳莉淋——譯

胃食道逆流

修·復·全·書

美國權威醫師 12 年實證，
兩大飲食階段 ×75 道低酸飲食，14 天終結各種逆流症狀

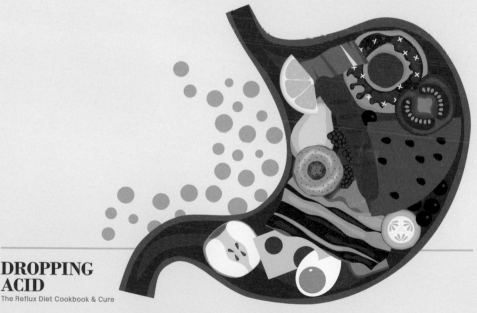

DROPPING
ACID
The Reflux Diet Cookbook & Cure

「我從來沒有因為承認自己說錯了話
而消化不良。」

——溫斯頓・邱吉爾（Winston Churchill）

「我很少看到有人死於飢餓；
但死於飽足的人有十萬之多。」

——班傑明・富蘭克林（Benjamin Franklin）

「正在享用自家種植的番茄時，
除了愉快的想法外
很難想到其他的事情。」

——路易斯・格里札德（Lewis Grizzard）

獻給需要這本書的患者們

Dedicated to our patients

who asked for this book.

CHAPTER ————————————— ①
THE CURE
認識逆流療法

CHAPTER ————————————— ②
THE DIET
避開飲食誤區

CHAPTER ──────────────── ③

THE COOKBOOK

主廚的抗逆流食譜

前言

胃食道逆流是一種流行病,而且你或許根本不知道自己罹患此病。

你在吃完餐點後經常會咳嗽或清喉嚨嗎?你會半夜醒來咳嗽或呼吸急促嗎?你的喉嚨在早上會嘶啞或疼痛嗎?你的喉嚨感覺有腫塊或吞嚥困難嗎?你深受鼻涕倒流的困擾嗎?

「逆流」不僅是消化不良和胸口灼熱。「隱性逆流」(Silent reflux)一詞指的是你可能經歷許多上述的症狀,但卻沒有消化不良的情況發生。這也是本書作者之一潔米‧考夫曼醫生(Jamie Koufman)所創造的術語。

本書是第一本承認逆流存在多種本質的書籍,而這是一個近十年來才受到大眾注意的概念。如果你超過四十歲,你有 50% 的機會已經罹患胃食道逆流。逆流是最重要、遭受最多誤解和最能有效預防的西方文明病之一。我們估計有一億美國人患有胃食道逆流,其中許多人並不知情,還有許多人接受了錯誤的診斷。

逆流不僅非常普遍,其發病率還持續上升。為什麼呢?我們認為這與飲食中過多的酸大大有關。

事實上,這個疾病並不如許多人所想的只與肥胖和進食過量有關。逆流也經常發生在身材苗條者、運動員和年輕人身上。一個世代以前,幾乎所有的逆流患者都是在四十和五十歲之間發病;今日,很有可能是在二十到三十歲之間發病。潔米醫生曾提過一位剛從紐約大學畢業的患者,她滿心期待要成為百老匯明星,但是長期的嗓音沙啞干擾了她的歌唱。她只有二十一歲,但是卻到了需要動手術的地步;或許更讓人感到不安的是,她所有的朋友也都擁有相同的症狀!他們並不是第一代在週六夜晚外出暢飲啤酒的大學生,可是卻是為此付出如此沉重代價的第一代。

　　除了看見逆流發生在較年輕的人口身上，我們也發現具有典型胸口灼熱症狀的患者變少了，而前述提到的其他症狀卻愈漸增加。逆流與時俱進，不斷變化，所以我們也必須如此。

　　逆流很複雜。它使某些食物成為你的敵人。因為深夜進食而引發的症狀會影響你的睡眠；不良的睡眠接著會影響你的生活品質和其他方面的健康。逆流會致命。我們相信它是食道癌及喉癌的主要原因，也可能與其它癌症有關。

　　幸好，對許多人來說，逆流可以治癒。方法就在此書裡的食譜，兩位醫生將他們知道關於逆流的一切與一位富有創意的廚師聯手創造出這些食譜。

　　但是，本書不僅是本食譜。我們當然希望你將準備享用法國主廚——馬克·鮑爾（Marc Bauer）為本書創作的美味健康餐點，這些餐點符合最先進的醫學研究對於「安全」的定義；然而我們也鼓勵你閱讀逆流背後的科學，這些章節解釋了逆流的成因及其症狀，以及為什麼這個疾病會對你造成如此嚴重的健康風險。

　　其中，我們用科學加以解釋，因為我們明白逆流是多麼具有爭議性，不同的醫學專科對其抱持不同觀點。身為長期在此領域的專家，我們一直認真工作，期望對一個最容易被誤解的情況提供一種公平和準確的綜述。在「你的食物可能正在反噬你」（第 20 頁）章節中，我們以所有人都能理解的方式去解釋逆流。如果你喜愛科學，「細說逆流科學」（第 159 頁）章節則對於醫學研究進行了更全面和有據可查的說明，其中大部分的研究是由潔米醫生所進行的，那些說明將有助於把「你的醫生對於逆流的理解」和「影響你日常生活的逆流」之間的隔閡填補起來。

　　對於監控食物品質和安全有興趣的消費者、組織和政治領袖，本書的研究為健康議題提供了科學有效性與權威性。透過閱讀本書中的科學章節，你將能更充分理解本書的食譜如何能夠幫助你感覺良好和變得更健康。而且不僅是應急之用，它將永遠有助於你的健康。

:: **常見的逆流術語**

一般術語

胃酸逆流
Acid reflux

胃酸逆流
Gastric reflux

消化不良
Indigestion

胸口灼熱
Heartburn

胃食道逆流術語

胃食道逆流疾病
GERD，Gastroesophageal reflux disease

胃食道逆流疾病
GORD，Gastro-oesophageal reflux disease〔英國〕

消化性食道炎／逆流性食道炎／食道潰瘍
Peptic esophagitis/ Reflux Esophagitis/ Esophageal erosion

咽喉逆流術語

咽喉逆流
LPR，Laryngopharyngeal reflux

食道外逆流疾病
Extraesophageal reflux disease

上食道逆流疾病
Supraesophageal reflux disease

非典型逆流疾病
Atypical reflux disease

逆流性喉頭炎
Reflux laryngitis

隱性逆流
Silent reflux

當醫生遇見主廚

　　這本書的誕生來自於三位作者之間的友情與共識。其中兩位作者是醫生（耳鼻喉科專科醫生），另一位則是主廚。潔米・考夫曼和喬丹・斯特恩（Jordan Stern）兩位醫生因其逆流患者的鼓勵而決定撰寫這本書，對患者來說，兩頁的標準手冊並不足以幫助他們明白每天應該吃些什麼。與此同時，法國主廚馬克・鮑爾對於讓逆流患者能夠享用到他的美味菜餚深感興趣。

　　在準備撰寫此書時，我們已經治療過數千名逆流患者，也掌握了所有會導致逆流的食物，有些食物會藉由讓食道防禦失能（相當於打開了一扇活門）而造成逆流。

　　我們發現「酸性食物」會導致逆流症狀。這一點是近期的發現，也是「逆流食療」的關鍵。

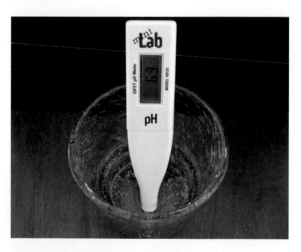

我們使用離子敏感場效電晶體酸鹼度測定計（ISFET pH Meter）檢驗多種食物和飲料的酸度。

　　傳統上，控制逆流症狀是盡量減少來自胃底的胃酸所帶來的影響，但是根據我們的研究與臨床經驗，注意「由上而下」的酸同樣重要。我們發現對於許多逆流患者來說，「過酸的飲食」與持續的胃酸逆流同樣糟糕。

　　因此，本書提供了關於健康飲食和烹飪的新觀念。這也是第一本使用系統化的方式解決酸性膳食問題的食譜。

　　作者們聊天、烹飪並一路享用本書中的每道食譜，我們相信以我們三人的合作能如實反映出醫學藝術的狀態和我們多年的經驗。

　　準備好來點新發現吧！例如，全麥麵包對於避免逆流是非常好的食物，而且只要一兩片就能做出一道好點心。只是切記，我們推薦的每種食物對於某些人來說可能仍會帶來不好的影響。在逆流的世界中，情況就是如此。燕麥片和香蕉對於大部分逆流患者來說是很好的食物，但是並非適用所有患者。

　　這本書是一份持續二十五年的工作結晶。這麼說是因為書中的原則和建議是臨床與基礎醫學科學研究的直接結果。之前，尚未有人對於逆流導致的症狀和疾病有足夠的理解，所以無法明確建議患者什麼可以吃而什麼不可以吃。

　　你應該也猜到了，你將必須學習避免食用一些食物。烤肋排、炸薯條和巧克力蛋糕對於胃食道逆流患者永遠都不會是好東西。然而，我們認為傳統的抗逆流飲食過度限制，而且只告訴你哪些東西不能吃，不能吃炸物、巧克力、汽水等等，所以我們設計了食譜，聚焦在更多什麼是你可以吃的食物。等著品嘗我們所創造的燕麥酥片鮭魚吧！

　　本書以大膽的方式融合了科學、醫學和烹飪藝術。雖然本書的重點在於自我導向的逆流管理，但是這些基本原則能夠帶來多面向的益處。由於這些餐點的脂肪含量都很低，當你維持這種飲食方式，你的體重可能會減輕、變得苗條和健康。在過去，「低脂」幾乎等於「脫脂」，導致食物完全沒有了風味。鮑爾主廚的理想是使用美味的脂肪作為調

味，而不是主要食材，這代表了逆流烹飪模式的轉變。

　　本書提供了一個健康的飲食基礎，你可以在此基礎上建立自己的飲食規劃。我們的食譜原創性十足、健康美味且深具意義。此外，有鑑於與逆流相關的食道癌近年是美國成長速度最快的癌症之一，這種飲食方式也可能將拯救你的性命。

Chapter I
認識逆流療法
THE CURE

你的食物
可能正在反噬你

　　每個人或多或少都會發生逆流的狀況，即胃中內含物向上回流。管理和控制逆流需要思考和創意，同時留意自己在什麼時間吃了些什麼。目前沒有一個通用於所有人的方式能夠治療它。

　　本章描述了逆流背後的科學，這有助於你理解本書主張的飲食原則，以及該如何實踐。在「細說逆流科學」章節（第 159 頁），更深入地檢視此領域的科學藝術和研究現況，包括許多來自醫學文獻的相關參考資料，你將能從中進一步認識胃食道逆流。

✚ 誤診就是這樣來的

　　直到最近，即使是密切相關領域的醫生，對於胃酸逆流的理解可能仍不夠透徹。舉例來說，你的家庭醫生，甚至是專科醫生，可能會診斷你患了氣喘、鼻竇炎或是某種過敏，但其實你是有逆流。或者你的醫生開了一種非處方的制酸劑，然而真正的犯人卻是消化酵素胃蛋白酶，不是胃酸。因此制酸劑對於許多逆流症狀一點效果也沒有。目前，沒有「抗胃蛋白酶」的藥物，所以疾病仍然持續在吞噬你。

　　為什麼你不能輕忽它？因為逆流不僅造成不舒服與不方便，它還很危險。如果放任不治療，逆流會對你的喉嚨、呼吸道、肺部和消化系統造成嚴重的破壞。它甚至可以導致癌症。

　　第二次世界大戰後，美國人的飲食有了劇烈的改變，但是這艘船

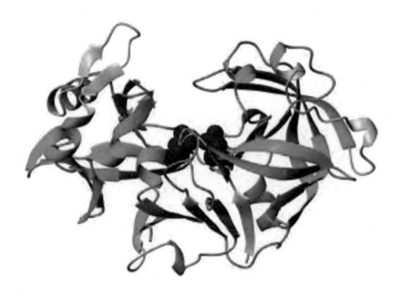

電腦生成的人類胃蛋白酶分子圖像。胃蛋白酶是胃的主要消化酵素，而它（非胃酸）是逆流導致組織損傷的原因。胜肽被用來製成胃蛋白酶測定的抗體，這構成了新式非侵入性的逆流檢驗基礎；請至 www.VoiceInstituteofNewYork.com 網站進行瞭解。潔米‧考夫曼醫生是這些診斷方法的發明者（美國專利號碼 5,879,897）。

卻少了領船的船長，沒有一個機構負責去從各個層面監督食物供應安全的相關事務。這可能也解釋了為什麼逆流和逆流相關疾病會在美國人身上橫行肆虐。

請聽我娓娓道來。1960 到 1970 年代，速食和預製食品開始普及，因此許多人不再自己開伙。總的來說，隨著人類飲食中飽和脂肪的含量增加，肥胖也同時成了流行病。但是還有另一個較隱蔽的趨勢：預製食品為了防止細菌滋生，以及延長保存期限而愈來愈酸化。今日，許多預製食品和飲料的酸度就跟胃酸本身一樣酸。

在本書之前，沒有人調查過飲食中過多的酸會對人體造成什麼有害的影響。每個人在意的都是關於平衡胃的天然酸度，然而我們卻持

續將更多酸化的飲食注入其中。再次申明，胃酸並非主要問題。「胃酸逆流」一詞具有誤導性，因為消化酵素胃蛋白酶（非胃酸）才是造成麻煩的最主要因素。造成混淆是因為胃蛋白酶只有在酸的活化之下才能發揮作用。接著，它會忙於把蛋白質分解成更小、更容易消化的粒子。沒有胃酸的協助，胃蛋白酶無法完成它的工作。

更進一步說明：在某些時候，當消化完你的餐點後，胃蛋白酶並沒有溫順地離開。它仍然在閒蕩，像是遊樂場中的惡霸一樣。它需要一些可以再次喚醒它的酸。你的胃在你吃飯時會製造胃酸，但是胃蛋白酶並不在乎酸從哪裡來；任何酸都可以。你吃進去任何酸度高的食物都可以有效地活化胃蛋白酶，所以如果附近沒有蛋白質需要消化，胃蛋白酶就會腐蝕附近的所有東西，像是你的喉嚨和食道內襯。「人如其食」這句古老的諺語在此情況下可能會被改寫為：「小心你吃進去的東西，因為你的食物可能會反噬你」。

想像你的胃灌滿了海水和龍蝦。海水是酸，而龍蝦（又大又兇猛，帶著強而有力的螫）是胃蛋白酶分子。當你發生逆流時，海水四濺，有些向上噴入你的喉嚨，龍蝦乘著這股風浪亂竄並緊緊附著在牠們降落的海岸。海岸是你的喉嚨、喉頭、食道和肺的嬌嫩組織與內膜。

龍蝦用牠們的螫緊抓著海岸。現在不管牠們賴依生存的海水是從下面噴濺上來還是從上方注入下去都無所謂了。對這些龍蝦來說，海水就是一種美味、讓牠們恢復活力的水花。我們假設胃蛋白酶分子黏在你的喉嚨上，任何酸性的飲食都可以再度活化它：汽水、莎莎醬、草莓等。

我們猜想本書並不會受到聯邦監管機構或提供它們資金的國會的歡迎。也不會受到一些製造商業食品和飲料公司的喜愛，因為許多常見的產品其酸度其實和胃酸一樣，而且與胃酸同樣具有潛在性的危害。預製食品和飲料的酸化延長了它們的保存期限，並且預防細菌滋生，這一點雖好，但是這種食品的酸化也很可能是導致逆流盛行率逼近流

行病水準的原因之一。

　　本書可能也會引起某些醫學界成員的不滿。畢竟，不同的醫學專家擁有不同的觀點。然而，目前主流的逆流疾病臨床模式就如古時候相信世界是平的一樣錯誤。

　　首先，人們對於胃蛋白酶是如何運作存在著巨大的誤解。許多醫生錯誤地相信胃蛋白酶只會在 pH 值低於 4 的環境下活化，沒有什麼比這點更離譜了。胃蛋白酶這隻龍蝦可以在 pH 6 的環境下繼續保持一定的活性。

　　胃蛋白酶在 pH 值為 2 的環境中破壞力最強（活性 100%），而在 pH 值為 6 的環境下仍然保有一些破壞力（活性 10%）。從胃蛋白酶的活性曲線可以看出逆流背後的事實，只要有酸存在，蛋白質在某種程度上就可以被消化，同時讓組織遭受破壞。（也許你會想知道，可口可樂的 pH 值為 2.8）。

　　pH 值範圍可以用來測定酸度，在使用上有點違反直覺。pH 7 是中性；pH 1 則是非常酸。具腐蝕性的漂白劑，其 pH 值介於 8-14。舉例來說，蒸餾水和大部分自來水的 pH 值是 7（中性），但是醋的 pH 值為 2.9；檸檬汁是 2.7，它們皆為酸性。正常的胃酸 pH 值範圍介於 1-4。值得注意的是 pH 值為對數尺標，所以 pH 4 的酸度比 pH 5 高了十倍，而 pH 4.8 的酸度是 pH 5 的兩倍。這就是為什麼簡單地稀釋酸性飲料並不能使它們變成非酸性飲料。

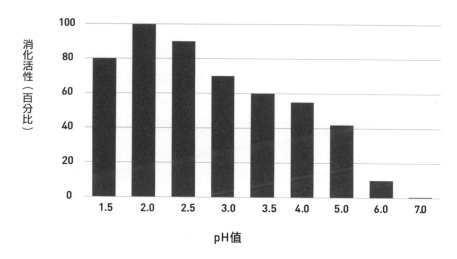

過往認為胃蛋白酶在 pH 值高於 4 的環境下不會活化，但是這張圖表顯示此說法大錯特錯。（參考資料：Johnston N, et al. Activity/stability of human pepsin: Implications for reflux-attributed laryngeal disease. Laryngoscope 117:1036-9, 2007）

　　當胃蛋白酶與組織黏合時，它會長時間維持在穩定狀態。問題不在於它是否活化，而是如何活化。事實上，所有市面上常見又昂貴的抗逆流藥物並不能真正停止胃酸；它們只能減弱和減少胃酸。在電視廣告上，你會看見胃裡小小的胃酸幫浦一看到強大的紫色藥丸時就放棄製造胃酸，但是實際情況並非如此。即使服用了最強的抗逆流藥物——也就是氫離子幫浦阻斷劑（PPI，常見藥品如 Prilosec、Protonix、Nexium），每個人的胃仍然繼續生產大量的胃酸。將近 10% 服用氫離子幫浦阻斷劑的人不會感受到其功效，而 15 ～ 20% 的人會感受到如噁心、放屁、脹氣、腹瀉和腹部疼痛等副作用。長期使用氫離子幫浦阻斷劑（數年）也可能增加罹患食道癌的風險。

　　目前並沒有全球通用又百分之百有效的抗逆流藥物。我們現在所擁有的最佳藥物只能說是「尚可」，而且只對大約三分之二有需求的患者來說是如此。

現在你或許會納悶：「為什麼不忘了胃酸，只針對胃蛋白酶進行治療就好呢？」

目前還沒有有效的抗胃蛋白酶藥物。然而，迄今為止治療方程式中一直忽略掉的部分，就是去瞭解膳食酸其實會帶來巨大影響。為了修正種種誤解，以下是逆流如何對患者造成問題的小結：

- 胃酸和胃蛋白酶一同合作導致逆流相關的症狀和疾病。
- 沒有任何一種抗逆流藥物可以完全停止胃酸。
- 當胃蛋白酶附著在人體的組織上時，可能會造成疾病。
- 膳食酸可以活化已經存在於組織中或組織上的胃蛋白酶。
- 因為逆流而生病的組織需要一段復原時間。

✚ 為什麼我的醫生不知道這些？

患者們經常會問我們：「為什麼我的醫生不知道這些事情呢？」部分答案是因為專科醫生們太專業了。許多逆流症狀（沙啞、喉嚨感覺有腫塊、鼻涕倒流、慢性清喉嚨、咳嗽、胸痛）跨越了醫療專科的界線，而且為非特異性症狀，導致診斷經常誤判為其他症狀，包括上呼吸道感染、過敏或鼻竇炎。

舉例來說，因逆流引起慢性咳嗽的患者通常換過好幾位醫生，卻都沒有得到適當的診斷與治療。他們可能是在網路上偶然發現關於「隱性逆流」的關鍵字，也就是所謂的喉咽逆流的資訊後，才找到擁有相關知識的專家。這些沮喪的患者們在對耳鼻喉科、過敏科、免疫科、胃腸科、胸腔內科和內科的醫生感到失望後，終於獲得解脫。

請記住，隱性逆流之所以隱蔽且難以診斷，是因為患者不會有胸口灼熱和消化不良的症狀。對大部分的人（及他們的醫生）來說，逆流和胸口灼熱是同義詞，所以他們才搞錯了大方向。

潔米醫生的 │臨床案例①│

我在北卡羅萊納州治療過一位呼吸治療師，他是個大塊頭：身高193公分，體重127公斤。他的音量也很大，但是早上時總是沙啞。三十八歲時，他最愛的食物讓他的體重居高不下，早餐是玉米粥和半磅的培根，幾乎每天都吃炸雞。事實上，他平均光臨四間炸雞速食連鎖店：K&W Cafeteria、KFC、Church's 和 Popeye's。畢竟，127公斤可不是個平白無故的數字。

他是我幫助過的患者。不過，這是一個非常悲傷的個案，他之所以離開加州成為一位呼吸治療師，是由於他無法如願成為歌劇演員。這份夢想職業，就是被逆流這個簡單（卻也複雜）的病灶所摧毀。他在既不知道自己聲音沙啞的問題出自哪裡，也從來沒有得到一個適當診斷的情況下，就放棄了自己最愛的職業。

我停止他的深夜暴食和所有的油炸飲食，然後送他去健身房。早晨的沙啞消失了，而且他的體重減輕到97公斤。他最後真的回去唱歌了，但是對於發展歌劇的職業生涯卻為時已晚。

順道一提，你起床時不應該聲音沙啞。這並不正常！一般來說，聲音的問題在一天當中愈晚會愈嚴重，所以如果你是早上沙啞或喉嚨疼痛，那麼很可能代表你患有夜間逆流。

　　從其他相對近期的醫學研究中，可以找到許多有關隱性逆流的共通點，即便最初有所誤解，現在是時候給予隱性逆流應有的重視了。它是呼吸道最重要的疾病，而且它導致許多耳、鼻、喉、肺和食道的疾病發展，包含癌症。近年，與逆流相關的食道癌（最常見於白人男性）是美國成長速度最快的癌症之一。此外，根據喉咽逆流的細胞生物學研究顯示，喉癌與逆流表現出相似的細胞損傷特徵。

身爲作者的我們也相信逆流可能是導致食道癌和喉癌發展的最重要風險因子之一。

::: **逆流食療元素**

❶ 從兩週非常嚴格的無酸飲食開始。（請參閱第 44 頁「開始逆流食療」）。

❷ 第三週，進入飲食的「維持」階段，從第 61 頁到 66 頁的食物清單中選擇你的食物和飲料。

❸ 以少量多餐取代一次的大餐。

❹ 睡前三小時不吃任何東西。

✚ 逆流食療的原則

事實證明，胃酸和胃蛋白酶（胃的主要消化酵素）的故事替逆流管理的新方法提供了令人信服的理由。

首先，你可能已經猜到了，我們建議你限制酸性食物和飲品的攝取量，這一點我們將在本書後面描述和列舉。

第二，有些食物會以完全不同於海水與龍蝦的比喻導致逆流。這些食物會放鬆胃的瓣膜，而瓣膜的作用是用來防止食物向上倒流（逆流），正式名稱爲「下食道括約肌」（LES）。當巧克力、咖啡因、酒精和許多高脂美食（從炸物到肥肉）的化學成分存在時，它會暫時性的放鬆或鬆弛。

第三，有些食物會增加胃裡的壓力，當它們戰勝下食道括約肌時就會引起倒流。這群食物和飲品包括所有會在胃裡膨脹的東西，如碳酸飲料（啤酒和蘇打汽水）。

我們設計的逆流食療有兩個階段：（1）入門（2）維持。最初兩週，我們建議嚴格執行飲食。我們稱此開始期為**入門逆流食療**或**胃蛋白酶沖刷階段**。概念是提供你的喉嚨、食道等內膜一個癒合的機會。

接下來是**維持飲食**，它較不嚴格，而且可以終身維持。

對於新診斷出逆流的患者，我們還有最後一個建議：你可能需要花上一年或更長的時間，才能瞭解所有使你的逆流改善或惡化的變項。試著對此過程保有耐心。無論如何，逆流通常是間歇性的，所以你將有許多時間可以實驗。然而，你必須改變自己的思考方式。從現在起，你必須餐餐留意自己吃了什麼，以及是何時吃的。自動駕駛期間不能再吃零食！

本書旨在幫助逆流患者，而非替代醫學治療。對於許多患有逆流的人來說，改變飲食和生活型態無疑是治療成功的關鍵。以下提供幾個你可以採取的額外步驟，以減少逆流發生和帶來一些緩解：

- 如果你抽菸，請戒菸。抽菸會導致逆流。
- 不要穿太緊的衣服，尤其是長褲、束腹、胸罩和腰帶。
- 避免用餐後立刻運動（特別是舉重、慢跑與瑜伽）。
- 用餐後不要馬上躺下，還有睡前三到四個小時不要進食。深夜進食是導致逆流的頭號生活型態風險因子。
- 如果你是夜間逆流者，也就是你在早上會出現聲音沙啞、喉嚨疼痛或咳嗽等症狀，請抬高你的床頭。

過去無味的逆流食物，經過本書食譜的創意變化，可以作為健康且永續飲食的基石。此外，本書食譜中的營養成分是「護心飲食」的延伸，所以無庸置疑地，我們可以向所有人推薦這個飲食。假設你和某個逆流患者一起生活時，根據本書食譜進行烹調並一起用餐，絕對是正確的選擇。

潔米醫生的｜臨床案例②｜

一位病人從日本飛來找我。他六十歲，因為慢性咳嗽，他的歌唱事業多年來一直起伏不定。當我第一次檢查他的喉頭時，除了逆流，我還發現他有念珠菌喉炎，一種毛茸茸的真菌覆蓋住他的食道和喉嚨。

他過得並不好。他無法表演。我針對真菌與逆流做治療，但是當我發現他似乎除了櫻桃，其他東西都不吃後，我也推薦他逆流食療。今天，他再一次教授歌唱大師班，並且是過去三十五年來第一次完全停止咳嗽。

如何知道
自己有逆流

　　典型胃食道逆流的患者會有胸口灼熱的症狀，進食後會胸口疼痛，尤其是吃完油炸物或油膩的食物後。大多時候，醫生會將此患者診斷為胃食道逆流疾病。較困難的問題是如果你是「非典型」或「隱性」逆流，也就是咽喉逆流，該從何得知呢？

:: 逆流的常見症狀

沙啞

慢性咳嗽

短暫窒息

吞嚥困難

喉嚨有個腫塊

鼻涕倒流

胸口灼熱

　　咽喉逆流在白天或夜晚都可以發生，但是大部分咽喉逆流的患者不會有胸口灼熱症狀（因此是「隱性逆流」）。針對這一點的解釋為逆流物質停留在食道上的時間不夠久，因次不會使器官出現難受症狀；然而，即使只是一點胃液進入喉嚨，就會產生症狀。喉嚨和聲帶對於逆流導致的刺激和損傷，其敏感程度是食道的一百倍。

　　咽喉逆流的症狀為聲音沙啞、喉嚨太多黏液、清喉嚨、鼻涕倒流、慢性咳嗽、喉嚨有個腫塊的感覺、喉嚨疼痛、短暫窒息、呼息短促、氣喘、鼻竇問題、吞嚥困難、牙齒疾病，甚至口臭。有些人會有間歇性或慢性沙啞，有些人會有嚴重鼻腔和喉嚨倒流的問題，即過多黏液或痰，所以導致慢性的清喉嚨。如果發現任何一種上述症狀，特別是如果你抽菸，那麼應該問問你的醫生你是否有咽喉逆流的可能性。

逆流症狀指數（THE REFLUX SYMPTOM INDEX，RSI）

　　下列九個問題，請依照自己的狀況，圈選 0～5 分，最後將所有分數加總，以得到你的逆流症狀指數。

以下狀況對你的影響程度	0＝沒有影響				5＝嚴重影響	
聲音沙啞，或是有聲音方面的問題	0	1	2	3	4	5
清喉嚨	0	1	2	3	4	5
過多喉嚨黏液或鼻涕倒流	0	1	2	3	4	5
吞嚥食物、液體或藥丸有困難	0	1	2	3	4	5
飯後或躺下時咳嗽	0	1	2	3	4	5
呼吸困難或短暫窒息	0	1	2	3	4	5
麻煩或惱人的咳嗽	0	1	2	3	4	5
感覺喉嚨有腫塊	0	1	2	3	4	5
胸口灼熱、胸痛、消化不良、胃酸逆流	0	1	2	3	4	5

參考文獻：Belafsky PC, Postma GN, Koufman JA. Validity and reliability of the reflux symptom index（RSI）. Journal of Voice 16:274-277, 2002.

最常診斷和治療咽喉逆流的專科醫生爲耳鼻喉科醫生。而身爲耳鼻喉科醫生，我們使用逆流症狀指數（RSI）作爲篩檢工具。你可以藉由回答上述問題來瞭解自己的逆流症狀指數。

一般來說，咽喉逆流的魔法數字是 15，但是逆流症狀指數並非一定能夠確認你罹患咽喉逆流，因爲有些咽喉逆流的患者，其逆流症狀指數很低。另一方面，大多數咽喉逆流患者具有一個以上的症狀。潔米醫生所治療的患者，逆流症狀指數平均大於 20。如果你察覺自己有任何一項逆流徵狀，請去看醫生。

✚ 逆流的危險信號

以下是一些嚴重逆流的警告信號與症狀（咽喉逆流和胃食道逆流）。其中一些症狀，可能還表示存在更危險的情況。

1. 用餐後出現壓迫性胸痛，讓你懷疑自己心臟病發；顯然，爲了以防萬一，你應該立刻前往急診室。

2. 半夜從酣睡中醒來，像條離開水裡的魚一樣咳嗽和大口大口地呼吸；這稱作喉痙攣，你不會因此而死，但是感覺起來會。

3. 慢性咳嗽超過三個月，但是胸部 X 光正常。對於難以診斷的慢性咳嗽，逆流是最常見的原因。

4. 除了正在進食之外，喉嚨如果總是感覺起來有腫塊；通常是咽喉逆流。

5. 早晨聲音沙啞、漸進性（惡化）的聲音嘶啞，還有吞嚥疼痛，都可能是咽喉逆流的症狀，甚至可能是喉癌。你應該去看耳鼻喉科醫生。

∷ 逆流相關症狀和疾病（咽喉逆流與胃食道逆流）

症狀	疾病
胸口灼熱	食道炎
反胃	齲齒和齒腐蝕
胸痛	食道痙攣
呼吸短促	食道狹窄
短暫窒息	食道癌
沙啞	逆流性喉炎
嗓音疲勞	喉癌
破嗓	氣管插管損傷
慢性清喉嚨	接觸性潰瘍與肉芽腫
過多的喉嚨黏液	後聲門狹窄
鼻涕倒流	杓狀軟骨固著
慢性咳嗽	陣發性喉痙攣
吞嚥困難	喉球症
吞嚥困難	聲帶失能
呼吸困難	聲帶異常運動
喉球	聲帶結節和息肉
食物卡住	喉厚皮病
喉嚨感覺有腫塊	復發性白斑
間歇性呼吸道阻塞	聲帶息肉樣變化
慢性呼吸道阻塞	軟喉症
喘息聲	嬰兒猝死症
	鼻竇炎和過敏症狀
	睡眠呼吸中止症
	氣喘

✚ 逆流與睡眠障礙

你一天當中吃了什麼、吃了多少和何時進食皆可以嚴重影響你的睡眠品質，反過來說也會影響你的專注力、情緒、工作習慣和整體的生活品質。

如果你有逆流，避免過度進食，尤其是過度飲酒。此外，飯後三小時你不應該躺下。如果你有夜間逆流，你應該準備一個三角枕或類似的東西以抬高頭部和胸部（光是支撐頭部的普通枕頭沒有幫助），而抬高胸部能使你的晚餐更難恣意遊走。

對逆流患者而言，酒精是個打擾夢鄉的問題製造者。它會放鬆食道瓣膜，放行胃的內容物逆流。此外，如果你在腦袋不清不楚的情況下睡著，那麼你就是真的喝醉了，而且可能會在三到四個小時後醒來，出汗的同時腦中還充滿一百萬種不同的想法；這就是酒精戒斷的跡象。永遠不要在頭腦混沌不清時去睡覺。做些呼吸運動，盡可能保持清醒並飲用大量白開水。

如果你半夜會醒來咳嗽，那麼有兩種可能的原因：一種是逆流，另一種則是睡眠呼吸中止症，而這也可能會因為逆流而更加惡化。睡眠呼吸中止症是你的喉嚨會在睡眠期間塌陷，尤其發生在更深層的睡眠週期中。睡眠呼吸中止症與打鼾有關，但是打鼾可以是逆流或其他情況所造成，如體重過重或鼻道慢性充血。睡眠呼吸中止症是非常常見卻被低估的疾病。

如果你想得到一夜好眠，吃一頓清淡的晚餐，且至少在睡前三小時用餐。避免過鹹的食物，它可能會讓你因為脫水而醒來，並且避免飲用超過一杯葡萄酒或等量的酒。當然，不要喝含咖啡因的飲品。想要真正輕鬆入睡，你可以嘗試溫水浴、舒緩的音樂和洋甘菊茶（不要薄荷茶！）關於如何得到一夜好眠的更多資訊，你可以上本書作者喬丹醫生的網站：www.bluesleep.com。再次重申，太晚進食是逆流的關

鍵風險因子。如果可以，我們會堅持讓每位會逆流的人在晚上八點關閉廚房，尤其是有氣喘等呼吸問題的人。此外就是——永遠不要吃宵夜或睡前零食。

潔米醫生的｜臨床案例③｜

費莉西雅是一名七十歲女性，她身材苗條且愛運動，從前是名舞者，而且為了維持體態，每天會從事一小時的瑜伽。她因為慢性咳嗽和早晨聲音沙啞而前來尋求協助。

她的喉頭是場災難。藥物對她沒有效果。她告訴我關於自己「健康的」日常養生法：一份大量的晚餐，接著是做一小時的瑜伽，睡前再吃一顆澳洲史密斯青蘋果。嗯，是這樣的：你永遠不應該在飽腹的情況下運動，或是在用餐後三小時內躺下！此外，吃紅蘋果還可以，但是對於逆流患者來說，一顆酸（非常酸）的史密斯青蘋果就像是一塊逆流磁鐵，特別是在睡前食用。

我直截了當地告訴費莉西雅。請她把她的「大餐」改到中午享用，瑜伽練習與點心挪到更早的時間，並且以紅蘋果取代她每日一顆青蘋果的習慣。光是這些改變，就足以使費莉西雅的症狀完全消失。

維持健康：逆流治療

耳鼻喉科醫生 —— 包括本書作者，多年來一直聽腸胃病學（Gastroenterology，GI）領域的同事告訴他們胃食道逆流是一種慢性疾病，通常需要終身治療，而且胃食道逆流的患者幾乎總是會有胸口灼熱和食道炎（喉嚨和胃之間吞嚥管的腐蝕與潰瘍）等症狀。他們說唯一可以確定診斷的方法是藉由食道內視鏡檢查。我們也相信了他們。

直到我們發現許多病人是非典型逆流患者，這些病人並沒有依循我們所知的胃食道逆流進程發展。

再舉一個潔米醫生的臨床案例進行說明：

潔米醫生的｜臨床案例④｜

大約十年前，來自華盛頓特區的患者布萊德在接受了「最強抗逆流治療」之後的效果並不佳。他已經每天服用兩顆普利樂（Prilosec），睡前再一顆善胃得（Zantac）。他合理控制自己的飲食，並且避免宵夜。儘管如此，布萊德仍舊飽受聲音沙啞和聲帶發炎所苦。

有一次，我到布萊德可以俯瞰波多馬克河的辦公室去拜訪他時，注意到他不斷啜飲著一大杯裝滿冰塊的棕色液體。幾分鐘後，他走去小冰箱，然後又拿了另一罐，我才知道那是健怡可樂。原來，導致布萊德逆流的致命傷就是這個。

「你一定喝很多健怡可樂，」我這麼說。「一天有超過六罐嗎？」

布萊德得意地回覆：「噢，絕對更多」。

他整天都喝健怡可樂，一週累積起來超過一百罐。他最愛的品牌 pH

值為 2.9，極酸無比。

毫不意外，布萊德的逆流性喉頭炎在他戒掉飲用可樂的習慣後就平息了。他的症狀受到控制。直到兩年以後，他回到我的診間，訴說自己的舊症狀又復發了。這次的罪魁禍首是他最新的飲品選擇：瓶裝的零卡檸檬冰茶，pH 值為 3.3。他的喉嚨與食道 pH 檢測值顯示，他會在喝完檸檬冰茶後持續逆流半小時。因為他整天都喝檸檬冰茶，所以逆流也不會停止。

這種茶不論是喝下去還是往上逆流都會造成麻煩。再一次地，當布萊德戒掉這款看似無害的飲料後，他的症狀就停止了。

　　碳酸飲料——尤其是含咖啡因的汽水，是導致抗逆流治療對患者沒有反應最常見的原因。但是，正如布萊德的案例所顯示，即使飲料沒有氣泡，只要其 pH 值低於一定數值以下，仍會導致麻煩。

　　我們應該可以斬釘截鐵地說，可樂對於逆流患者是最糟糕的飲品選擇之一。一方面二氧化碳對胃部施加壓力，促使逆流發生。另一方面，可樂中的咖啡因和其他化學物質還會導致下食道瓣膜放鬆而放行逆流。最後，酸性的低 pH 值活化了與組織結合的胃蛋白酶，引發破壞作用。更多關於胃蛋白酶的資訊，請參考「你的食物可能正在反噬你」（第 20 頁）和「細說逆流科學」（第 159 頁）。

✚ 你還有什麼不應該喝？

　　柑橘類水果和果汁非常酸。酒精也會造成食道瓣膜放鬆，造成夜間逆流。啤酒和白葡萄酒對於逆流患者來說尤其不好。

　　對於逆流患者來說最好的飲品是什麼呢？白開水！某些溫和的花

草茶也可以（如洋甘菊茶），還有非酸性的蔬果昔，或是低脂和不含乳糖的牛奶。

定義「健康飲食」的挑戰在於我們現在可以取得太多資訊，彼此相互矛盾，尤其來自網路。例如：有些人說飲用酸性的蘋果醋對於緩解逆流有幫助，因為它可以使下食道括約肌緊縮。很遺憾，這並沒有效果，而且我們確信它尤其會對咽喉逆流（隱性逆流）患者造成反效果。

從臨床經驗來看，我們發現逆流患者的飲食問題並不止於酸。我們早就知道高脂飲食對於心臟、血壓、循環、大腸和消化都不好，而且會導致逆流。油炸物尤其糟糕。因此，逆流食療的設計邏輯是限制飽和脂肪，護心飲食的延伸。

潔米醫生的│臨床案例⑤│

一名三十五歲的創業投資家對於自己生活型態樂在其中：他一整天都不吃任何東西，把所有的熱量需求都留到晚上。他晚上會帶著客戶到外面享用一頓豐盛的晚餐。用餐後，他會搖搖晃晃地回到家，然後直接上床睡覺，每天早上醒來，他都感覺喉嚨疼痛，但是同樣的生活方式一再重複。他接受過所有可行的醫療，但是對他的症狀完全沒有幫助。

我告訴他：「除非你停止這種瘋狂的生活方式，否則做什麼都無濟於事」。

他反駁：「妳不瞭解，這是我工作的一部分」。

我指出許多人都是以這種方式來談生意，但是這並非唯一的方式。

我告訴他：「你有選擇。不是改變你的生活型態就是承受後果」。

我與此人奮戰了六個月，他才終於同意進行逆流食療。猜猜看怎麼了？他不但控制得很好，事業也依然做得很成功。

✚ 健康的飲食真的能夠治療逆流嗎？

大約有三分之一的逆流患者其食道功能不佳，而且可能需要藥物或手術治療。另外三分之一在嘗試逆流食療並伴隨醫學治療後，症狀可以得到緩解。剩下三分之一的患者則發現他們只需藉由飲食就能完全控制所有的症狀。

特別是那些患有隱性逆流的人，飲食和生活型態因子會以某種方式強烈影響逆流症狀。由此可知，逆流是惡性循環。你的逆流愈嚴重，食道瓣膜就愈虛弱。相反地，改善飲食和生活型態可以減少症狀並強化人體抵抗逆流的防禦力。

逆流食療是控制此疾病及自我健康維持的必要條件。在本書中，我們提供可以利用的資訊，以全面改善你的消化健康。

我們擁有豐富的逆流食療臨床經驗。許多對於醫學治療沒有反應的患者一旦開始執行這種食療就看到了改善。為了引發逆流排毒的「胃蛋白酶沖洗」現象，通常我們會建議最初兩週執行嚴格的飲食控制。在這段入門期，你攝取的食物其 pH 值都不能低於 5；接下來則改為更容易維持且較少限制的低酸飲食。大部分遵循此計劃的病人都會發現病情有了顯著的不同，使用醫學測量儀器檢查的結果也是如此。

儘管存在壓倒性的臨床證據，但是幾乎沒有長期的飲食研究將酸度控制作為逆流管理的因子。潔米醫生的報告指出，她有 95% 的患者在逆流食療入門階段症狀就得到了改善。批評者會主張我們沒有進行長期的控制研究，因此無法證實我們反對飲食酸度的理由。這的確是事實。然而，既然已經有了可信又強大的數據資料，我們認為不應該拖遲患者緩解症狀的時間。

我們不僅是最先對逆流患者推行低酸飲食的醫生，同時我們也有基礎科學作為後盾。當然，我們還擁有快樂、健康的患者。更多的事實會隨著時間一一證明，而待時機成熟時，一些棘手疾病的治療方式

很有可能會大大改變。

舉例來說，我們相信巴瑞特氏食道（Barrett's Esophagus，一種因為逆流而導致的食道癌前病變）的患者們，除了長期、密集的醫學治療外，應該結合長期的無酸飲食（pH 值不可低於 6）。我們已經證實在巴瑞特氏食道的切片中發現了胃蛋白酶（請看第 171 頁的圖 1–B），因此最佳的治療方針可能是停止活化它。我們也相信逆流和氣喘及其它肺部疾病之間存有重大的關聯性。

大部分健康的飲食者沒有逆流問題。堅持執行相對低酸度的飲食，其中富含複合式碳水化合物、健康蛋白質和油，大部分的人可以在沒有逆流的情況下活得更長壽、更充實。記住，你只擁有這一個身體，讓本書幫助你來好好照顧它！

潔米醫生的｜臨床案例⑥｜

1990 年，一位著名的五十五歲大使開始出現聲音沙啞。幾週後，他去看一名耳鼻喉科醫生，醫生診斷他右邊聲帶不平整。不久之後，醫生對該病變進行切片檢查，結果是非典型增生——一種癌前病變。這位患者除了在韓戰時有稍微抽過兩年煙之外，並無其他風險因子。

很不幸地，幾個月後，他的另一側聲帶也發展出非典型增生。接下來幾年，他的非典型增生復發了七次。每次手術移除掉一個病變，幾個月之後又會冒出新的病變。醫生不確定該如何治療此患者，因此詢問了一位腫瘤學家，該專家選擇讓這位患者進行喉部放射治療，把他當作真正罹患侵襲性癌的病人。

放射治療一年後，這位大使出現了聲音沙啞，檢查結果顯示嚴重的逆流性喉頭炎。因此他接受了嚴格的抗逆流飲食外加一天服用兩次 Prilosec。六個月內，喉頭似乎恢復了正常，但是因為放射治療和先前的切片檢查，他的聲帶仍有疤痕，因此聲音仍舊很沙啞。1998

年，本書作者以手術重建了他的聲帶，他的聲音也恢復了。

2008 年，這位患者覺得自己的狀態相當不錯，所以自作主張停掉了逆流食療和藥物，一年之後，他再次出現嚴重的聲音沙啞。2010 年一月，他被發現左側聲帶的表面出現了癌症。醫生用雷射徹底切除了此病變，而他的聲音又恢復了。

從 1998 到 2008 的這十年間，在這位大使接受逆流治療的過程中，他的喉頭都很健康。當他停止正確的飲食和逆流藥物後，才開始發展出癌症。今天，他重新接受治療，並且嚴格堅持逆流食療；他的喉頭看起來很健康，而他的聲音完美無瑕！這位大使完全瞭解自己身上發生過的事情，因此他現在完全遵守低脂、低酸飲食的原則。我們都不認為他的喉癌會再次復發。

註釋：根據作者的經驗，若在非吸菸者身上出現與逆流相關的聲帶（喉頭）非典型增生和癌症的復發，只要病患的逆流被有效控制就可以停止。關於逆流和喉癌之間的更多資訊，請參考第 169–173 頁的「逆流與癌症」。

Chapter 2

避開飲食誤區

THE DIET

開始逆流食療

　　如果你的逆流症狀不嚴重，可以直接參考本章的食物清單。只要確定避免或限制食用列在表格和清單中的紅字食物。

　　然而，如果你的逆流症狀嚴重，你可能需要執行兩週嚴格的無酸飲食，這是一種針對消化系統的排毒計劃。它可以讓你的身體得到喘息，並且使仍然依附在你的喉嚨、食道或其他地方的胃蛋白酶分子（那些帶著討厭大螯的龍蝦）不要活化。

　　我們讓一些對於典型藥物治療沒有反應的患者嘗試這種入門逆流食療。兩週的期間內，他們不吃任何 pH 值低於 5 的東西，結果每個人都體驗到戲劇性的症狀緩解。如果你的醫生讓你服用氫離子幫浦阻斷劑，如耐適恩錠（Nexium）、普利樂（Prilosec）、Aciphex（雷貝拉唑）、Zegerid（奧美拉唑）、蘭索拉唑（Prevacid）、胃適安靜脈注射劑（Protonix）、奧美拉唑（Omeprazole）、保衛康治潰樂凍晶注射液（Pantoprazole）等藥物，那麼你應該強烈考慮使用我們的方法。

避免酸代表不要食用任何 pH 值低於 4 的食物。然而，如果你的症狀嚴重，那麼就值得考慮進行更嚴格的入門飲食兩週，在這兩週內，你不能食用任何 pH 值低於 5 的食物。

　　無酸的入門逆流食療和維持型逆流食療之間有何差異呢？首先，入門食療很嚴格。在入門階段，每天的三到五餐只能吃列於第 46 ～ 47

頁清單中的最佳食物。而且夜間不進食！

此外，入門逆流食療限制也很多。水果除了香蕉和瓜類，其他都不能食用。主要飲品是白開水，每天至少喝八杯，而且不能含有二氧化碳。然而，書中的每道食譜你都可以嘗試，因為它們皆為低酸且低脂。加上一點創意，就可以輕易地維持入門逆流食療。簡而言之，概念是兩週內只食用「最佳食物」，而且無二氧化碳、水果、果汁或酒精。

潔米醫生的｜臨床案例⑦｜

我的一個最戲劇化的個案是一名來自長島的二十九歲學校老師，她患有所有逆流的症狀：聲音沙啞、喉嚨疼痛、咳嗽、清喉嚨、吞嚥困難等等。她的飲食習慣很糟糕，每天飲用六罐健怡可樂、喜愛所有錯誤的水果，且早餐對她而言代表汽水和一顆葡萄柚。

針對這些人的典型治療方式為使用「氫離子幫浦阻斷劑」藥物，以及飲食上的改變。但是這名年輕女性正計劃懷孕，因此不想服用任何藥物。所以，我請她執行嚴格的入門逆流食療。

她哀號著說：「那我能吃什麼呢？」

我告訴她：「妳早上起來就吃燕麥片」。

執行此食療兩週後，這名女性的逆流症狀指數從 28（超過 15 就是不好）降至 4。

並非每個人都有如此顯著的效果。我們沒有預期到有人能夠如此快速地看到進步，但是這位學校老師剛好是我們所謂的「迅速反應者」。在她瞭解且實行逆流食療之後，病症就痊癒了。

:: **入門逆流食療的最佳食物**（＊代表有限制）

飲品
水——無二氧化碳
洋甘菊茶——大多數的花草茶都「不適合」
牛奶——推薦低脂、豆漿或無乳糖低脂牛奶
咖啡＊——一天一杯，最好加牛奶
湯——自製且加入麵條和低酸度的蔬菜

五穀雜糧
燕麥片和所有全麥穀物
米飯——有益健康的米飯是入門期的主食
義大利麵——無酸醬汁口味
貝果和（無水果）低脂馬芬
麵包——全麥、裸麥、未加工小麥
全麥麵包、蘇打餅乾和早餐穀片
爆米花——原味或鹽味，無奶油

肉類
雞肉——炭烤／炙烤／烘烤／蒸煮；無皮雞高湯或清湯
魚（包括貝類和壽司）——炭烤／炙烤／烘烤／蒸煮
火雞胸肉——有機，無皮

豆類／蔬菜
豆腐
豆子——黑豆、紅豆、青豆等
蔬菜——生食或經烹煮，無洋蔥、番茄、辣椒
綠色蔬菜——排除青椒
蘆薈
龍舌蘭（植物）
芹菜——很棒的點心
蘑菇——生食或經烹煮皆可
紅甜椒＊——每週最多一個
蕪菁
馬鈴薯——以及所有根莖類蔬菜，除了洋蔥
巴西里
新鮮茴香

薑———生薑、粉末或醃漬薑
香草植物———排除所有辛香料、柑橘屬植物和芥末

水果　　香蕉———很棒的點心
甜瓜———哈密瓜、香瓜、西瓜
蘋果*———每週最多四顆，只能吃紅蘋果
梨子*———每週最多四顆，只能吃熟梨

調味料　　蜂蜜
橄欖油*———每天一到兩大匙
油醋醬*———每天一大匙
焦糖*———每週少於四大匙
人工甜味劑*———每天最多兩茶匙

給逆流患者的最佳食物

　　首先，也是最重要的，請參考「開始逆流食療」內所列入門逆流食療的「最佳食物」（第 46 頁）。以下所強調的食物讓餐點更多樣化，並且特別有助於減少逆流。在你可以容忍的範圍內，給予自己一個最好的機會，把身體轉變成一個無逆流區域。

燕麥片

　　燕麥片是最佳的早餐，而且任何時間都適合當作點心。它能帶來飽足感，但是不會造成逆流。即使是帶著葡萄乾的即溶燕麥片也是「合法的」，因爲燕麥片會吸收葡萄乾的酸度（請看第 86 頁「馬克主廚的燕麥片」食譜）。

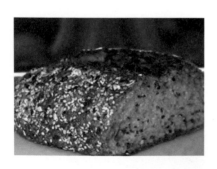

全麥麵包

　　在整個文明社會中，以小麥、燕麥和大麥製成的麵包一直是人類飲食的主食。在聖經中就有提到麵包，但是烘焙則直到中世紀才流行起來。在那之前，「麵包」更像是用穀物做成的稀粥。一般來說，黑麵包指的是農民麵包；白麵包（從字面和意義上）則指更精緻的麵包，而在第二次世界大戰後，精製麵粉眞正興起，全穀物不再受到人們的青睞。直到過去二十年間，隨著我們對於精製食品中所流失的營養日益重視，全麥麵包才捲土重來。

逆流食療普遍建議食用全麥麵包，但是今日大多數的小麥相較於我們祖父母那輩吃的，含有較高的升糖指數（醣類轉換）。因此，我們建議限制麵包的攝取，特別是體重過重的逆流患者，因為小麥會轉換成醣類，醣類再變成脂肪。儘管全麥麵包很美味，又是良好的早餐選擇，但是不宜每餐都吃麵包。用蛋白質和複合式碳水化合物，如小扁豆、豆類、燕麥、藜麥和糙米來取代麵包。

我們現在知道小麥對於患有麩質不耐（Gluten sensitivity）——乳糜瀉（Celiac disease）和麩質造成的運動失調（Gluten ataxia）的人會是問題，而對於這些患者，麵包和其他含有小麥的食物應該完全排除於飲食之外。我們也區辨出麩質不耐的逆流患者：其中一小群人的逆流是由於食物含有麩質而被誘發。我們從這群患者的自我報告中得知，無麩質飲食是控制他們逆流的關鍵。因此，我們會建議頑固性逆流，儘管已執行健康的逆流食療和生活方式卻無法緩解逆流的患者們，進行三個月無麩質的飲食試驗。

總之，一般來說麵包對於逆流患者是友善的食物，但是並非全員適用。畢竟，逆流食療不必是含有過量單一碳水化合物和糖的高碳水化合物飲食。

薑

如果適量，薑對於逆流來說是最好的食物之一。縱使人們對於薑味的喜好趨於兩極，但是它富含風味；它就是如此與眾不同。薑在歷史上一直被用做抗發炎藥，而且是治療胃腸疾病的處方。我們的患者雖然對於許多食物的褒貶不一，但是對於薑則一致讚譽有加。

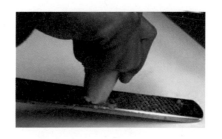

這個刨刀是馬克主廚最愛的器具之一。我們經常在食譜中使用到它，因為它很小、容易使用、用途廣泛，價格又便宜。它能有效地細磨和刨絲。

　　薑可以使用刨刀輕易地削皮、切片、切丁或刨絲。我們在本書中用薑來烹調和製作冰沙。

蘆薈

　　蘆薈是著名的天然癒合劑，它似乎也能治療逆流。蘆薈可以用盆栽種植，不過其葉片有時候會在雜貨店和健康食品商店中單獨販售（也能見到液態狀的商品）。我們在食譜中把蘆薈當作增稠劑，以及用於凝結液體。

沙拉

　　每天吃沙拉是件好事。沙拉是逆流患者的基本餐點，只是應該避免番茄、洋蔥，以及起司和高脂醬料。我們允許醬料帶點酸或脂肪，但是只能允許一大匙（或更少），而且必須經過測量，不能目測！

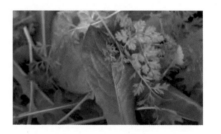

香蕉

　　香蕉是很棒的點心，而且其 pH 值爲 5.6，對於逆流患者來說很好。然而，大約有 1% 的逆流患者發現他們的狀況會因爲吃了香蕉而惡化。由於比例很小，所以我們沒有把香蕉列爲特殊食物，但是你要記得，對於大多數人有效的東西，不一定對你有用。

甜瓜

甜瓜的 pH 值為 6.1，很適合逆流患者食用。然而，如同香蕉一樣，少部分的患者需要避免食用。由於比例很小（1～2%），所以我們沒有把甜瓜列為特殊食物。有利於逆流的食物類別中包含了哈密瓜、香瓜和西瓜。

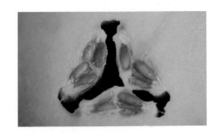

新鮮茴香

新鮮茴香的 pH 值為 6.9，對於逆流患者來說是好食物，而且似乎可以增進胃部功能。這種脆脆的蔬菜味道獨特，帶有溫和的甘草味。把白色球莖部分切成薄片，可以與芝麻葉和菠菜嫩葉拌成美味沙拉。它用於雞肉料理也很適合，而且如果你喜愛茴香的風味，也能可以拿來做成絕佳的點心。

雞肉和火雞

家禽肉是逆流食療的主食。它可以被蒸煮、烘烤、炭烤或油煎（但是不要油炸！）而且你必須撕掉高脂肪的雞皮（請參考第三章「主菜」中的四道家禽食譜）。

魚類／海鮮

海鮮是逆流食療的另一種主食。烹調時應該選擇烘烤、炭烤或油煎，絕對不要油炸。蝦子、龍蝦和其他貝類也適合逆流患者。我們推薦野生的魚，不要養殖魚。

花椰菜、青花菜、蘆筍、四季豆和其他綠葉蔬菜

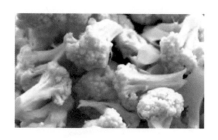

這些蔬菜對逆流患者來說都是很棒的食物。幾乎所有綠色蔬菜和根莖類植物都很好。

芹菜

芹菜因為高含水量，所以幾乎沒有熱量。它也是絕佳的粗纖維食物，並且有助於抑制食慾。

巴西里

幾千年來，巴西里一直被當作草藥，用於舒緩胃部不適和幫助消化。平葉巴西里和皺葉巴西里可以在很多地方取得，它們是絕佳的調味與裝飾食材。

庫斯庫斯和米飯

庫斯庫斯（粗粒小麥）、布格麥和米飯（尤其是糙米）對於逆流患者來說都是絕佳食物。我們總是一再強調，複合式碳水化合物是一種良好的碳水化合物。

✚ 鹽、胡椒和辣椒可以吃嗎？

鹽不會造成逆流，逆流食療也並非限制鹽分攝取的飲食。因此，我們會在一些食譜中用到鹽和酸豆等調味料。對於沒有高血壓或相關家族病史的人來說，從飲食攝取的鹽分能正常排出體外，不會造成問

題。然而，如果你的醫生有限制你的鹽分攝取，那麼則必須對食譜進行相應地調整。

至於胡椒或辣椒，卽使只是少量，卻仍屬於會招致麻煩又無法預測的特殊食物之一。對於一些人來說，胡椒和辣椒會使他們的逆流爆發。我們認爲在烹調時加入少量（一撮）的黑胡椒是可以的，但是你或許有必要限制在煮好菜餚中添加黑白胡椒粒或辣椒碎片。

患有逆流相關慢性咳嗽症狀的人應該避免胡椒和辣椒粉（特別是卡宴辣椒粉）。同樣地，也應該避免辣椒和辣椒醬。

✚ 我應該購買有機的食物嗎？

原則上我們推薦有機食物，尤其是有機的家禽類和魚類。

有機的放山雞肉質精瘦結實，味道也更鮮美。值得留意的是，在野外以有機方式飼養雞隻需要花上數個月，但是商業化的雞籠或農場飼養的雞隻，卻只需要一個月。

魚類也是逆流食療的重點食材。我們建議一週至少食用兩次新鮮的魚類。

最後，有機的全穀麵包是最棒的，可以去農夫市集或健康食材商店購買。

潔米醫生的│臨床案例⑧│

有一名巡演世界的搖滾巨星前來我的門診，當時他正在紐約演出。經常性的聲音沙啞讓他很擔心，因為滿檔的表演行程正等著他。

他喜歡生食，旅行時總是帶著一位私人廚師。聽起來很健康，不是嗎？但是他的生食包含了大量的柑橘類水果。我讓他實行無酸飲食，並且向他的廚師解釋了規則。

這個個案是在我們於實驗室中檢驗各種食物之前所發生的事，所以當時我們對於某些食材並沒有十足把握。連續幾週，我都會接到多封焦慮的電子郵件，來自這位搖滾明星的私廚。「豆腐可以嗎？」、「整穗玉米呢？」豆腐可以，玉米也可以。這位搖滾巨星喜愛的食物有些令我耳目一新。

雖然花了一點時間，但是這位私廚整理並發展出一份對這位明星有幫助的菜單，緩解了他的症狀。現在，他的聲音一切都很好。

導致逆流
的險惡食物

有些食物對於逆流患者來說幾乎存在普遍的問題。這時最佳的策略就是避免「險惡食物」。以下列出的險惡食物清單是根據醫學文獻，以及我們治療過數千位患者的經驗。最險惡的罪魁禍首似乎是酒精、巧克力和碳酸飲料（尤其是含咖啡因的酸性碳酸飲品）。

:: 導致逆流的險惡食物

飲品	柑橘類水果／果汁
	蘇打汽水——*所有碳酸飲品*
	酒精——*啤酒、烈酒和葡萄酒*
	咖啡、茶——*含咖啡因飲品*
油脂	奶油、人造奶油、豬油、酥油
	奶油醬——*例如：義大利白醬*
	所有油炸食物
肉類	培根、香腸、肋排
	肥肉——*例如：高脂漢堡*
其他	巧克力——*尤其是高脂的牛奶巧克力*
	高油脂堅果——*例如：花生醬*
	薄荷——*特別是歐薄荷和綠薄荷*
	辣醬與胡椒、辣椒

　　上述食物都太糟糕了！很不幸地，這些食物在許多人的飲食中佔了一半以上。上列食物中有些是如此常見，因此需要進一步解釋：

市面流行的碳酸飲料之酸度（pH 值）	
可口可樂（Coca-Cola）	2.8
健怡汽水（Tab Diet）	2.9
健怡百事可樂（Pepsi Diet）	2.9
健怡激浪（Mountain Dew Diet）	3.1
氣泡酒 （Mionetto Prosecco）	3.1
薑汁汽水（Seagram's Ginger Ale）	3.2
零卡可口可樂（Coke Zero）	3.3
百事可樂（Pepsi）	3.5
健怡雪碧（Sprite Zero Diet）	3.7
健怡可口可樂（Coca-Cola Diet）	3.7
氣泡水（Seagram's Original）	3.8
紅牛能量飲料 （Red Bull Energy Drink）	3.9
氣泡水（Poland Spring Sparkling Water）	4.3
健怡冰淇淋汽水（Dr. Brown's Cream Soda Diet）	4.5

鮮奶油／奶油（高脂乳製品）

　　所有高脂食物都會導致逆流。關於這一點，沒有哪一種高脂奶油或起司會好過另一種的說法。如果你有逆流而且又是起司的重度愛好

者，那麼勢必要做出改變。不過，還是有協商的空間：我們同意你使用少量的相關食物作為調味料，但是不能作為主要食材。我們推崇低脂，但不是脫脂。

牛肉和其他高脂肪肉類

這是關乎脂肪含量的限制。一般而言，肥膩的牛肉比瘦肉停留在胃裡的時間更長。因此，我們建議一週只能食用一塊瘦牛肉。

咖啡因

一天一杯咖啡或濃縮咖啡是可以的，但是整天喝咖啡的人，如果現在還沒有引發逆流，也將會出現逆流症狀。我們建議把咖啡轉換成像是洋甘菊等花草茶。也可以喝淡綠茶。

辣醬與辣椒

忘了吧；它們會給你找麻煩，請避開。

薄荷

薄荷會導致逆流，特別是綠薄荷和歐薄荷。請避開。

✚ 可能引發逆流的特殊食物

留意「特殊」食物。對於許多逆流患者來說，某些食物會使他們的逆流狀況惡化，即使其他患者吃了這些食物並不會產生不良影響。特殊食物被歸類為「可能對逆流不好」或「通常不好」的食物中。以下是常見的特殊食物清單。一般來說，我們不會在食譜中使用到這些食物，除非少量或結合某些食材，使菜餚的 pH 值在可接受範圍內。

潔米醫生的 | 臨床案例⑨ |

一位在莫斯科經營語言學校的女士前來找我，她看過兩位腸胃科醫生，一位在俄羅斯；一位在紐約。兩人都對她進行了內視鏡檢查，並且告訴她沒有看到逆流的跡象，但是他們無法解釋為什麼她仍然有慢性沙啞、清喉嚨和咳嗽等症狀。

我很快就識別出她患有隱性逆流，然後我詢問她飲食方面的問題。原來她沉迷於兩樣總是讓我的患者逆流症狀變得更嚴重的東西：巧克力和蘇打汽水。

巧克力狂熱者和汽水上癮者通常抗拒放棄癮頭，但是這名來自俄羅斯的女士說她願意做任何改變。在她下一次回診前，我就知道她一定成功了，因為突然間，我有許多來自俄羅斯的新患者。這名女士十分滿意治療結果，所以她將此消息分享到所有俄語的網路聊天室上。

:: 常見的「可能引發逆流的特殊食物」

番茄

青椒

小黃瓜

大蒜

洋蔥

蘋果

堅果

辛辣食物

咖啡

一些花草茶

——*洋甘菊茶對於逆流患者是最好的茶*

　　很不幸地，少數逆流患者有時候即使是「有助緩解逆流」的食物也會引發他們的問題。控制逆流的挑戰之一是幾乎每種食物都會對某人造成危害。我們認為香蕉對於大多數的逆流患者來說是好的食物，但是一小部分的患者狀況會因為香蕉而惡化。如果你已知或懷疑某種特定食物可能是導致問題的原因，即使它列在我們的「最佳食物清單」中，也請你避免食用。

潔米醫生的 臨床案例⑩

瑪莉莎是一名苗條的五十八歲編輯，來自芝加哥，她因為慢性咳嗽而來找我。她已經有服用藥物，但是卻沒有效果。最後我發現她的問題追根究底是來自「夏威夷果仁」。

喉部的檢查顯示瑪莉莎患有逆流，但是大問題並非在她的喉頭，而是在她的食品儲藏室中。夏威夷果仁對她來說是引發逆流的食物，也是她無法抗拒的食物，她總是一袋一袋地吃掉它們。

我們一發現主要的罪魁禍首後，瑪莉莎就改變了她的點心習慣，她的咳嗽也因此平息。

避免酸性食物和飲料

讀完之前的章節，希望你明白「酸」和「胃蛋白酶」是導致逆流疾病的因素，而胃蛋白酶又是引起發炎和組織受傷最常見的原因——記得那些龍蝦嗎？當你的喉嚨、食道等地方的內膜存在著胃蛋白酶時，不需要大量的酸就可以活化它。這就是為什麼我們推薦低酸飲食的原因。

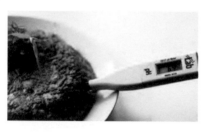

我們檢驗了許多食物和飲品的 pH 值（酸度）。對於逆流食療來說，食物和飲品的 pH 值若低於 4 就太酸了。實行此食療的前兩週，我們建議避免任何 pH 值低於 5 的東西。記住，pH 值低代表酸度高，而食物和飲品最好的 pH 值是介於 5–7 之間。最初的兩週過後，就可以開始食用 pH 值 4–5 的食物。

如果你患有嚴重的逆流，以及／或者你的醫生開立了特別的抗逆流藥物給你，你應該考慮實行二到四週的入門逆流食療，這代表不食用任何 pH 值低於 5 的食物。如果你的逆流並不嚴重，那麼維持逆流食療就足夠了；這代表你應該限制飲食，杜絕任何 pH 值低於 4 的食物。順帶一提，有一個溫和的「中間地帶」。我們所列出的紅色項目是表示這些食物對於逆流不好，但不代表你永遠無法再享用任何這些食物或飲品。當你的症狀改善時，你可以在某些時候享受些許紅色食物。

切記，pH 值很複雜；pH 4 的酸度是 pH 5 的十倍，而胃酸通常介於 pH 1 ～ 4 之間。以下清單中，紅色代表 pH 值小於 4；綠色則是 pH 值大於 4。此外也要注意某些被限制的紅色食物和飲品是因爲其他因素會對逆流造成不良的影響，不僅僅是因爲其酸度（pH 值）。

常見飲品的酸度 應避免非常酸（pH 值小於 4）的項目 （＊代表是酸度以外的原因導致「對逆流不好」）	
	pH
可口可樂（Coca-Cola）	2.8
石榴蔓越莓汁（Langer's）	2.8
健怡汽水（Tab Diet）	2.9
健怡百事可樂（Pepsi Diet）	2.9
蔓越莓汁（Tropicana）	2.9
綜合水果口味（Gatorade）	3.0
干邑白蘭地	3.0
健怡激浪（Mountain Dew Diet）	3.1
氣泡酒（Prosecco Mionetto）	3.1
立頓檸檬冰茶（Lipton Lemon）	3.2
薑汁汽水（Seagram's）	3.2
健怡檸檬果汁（Snapple Diet Lemon）	3.3
零卡可口可樂（Coke Zero）	3.3
百事可樂（Pepsi）	3.5
健怡雪碧（Sprite Zero）	3.7
健怡可口可樂（Diet Coke）	3.7

蔓越莓石榴汁（Knudsen）	3.7
柳橙汁	3.8
氣泡水（Seagram's）	3.8
濃縮番茄汁（Campbell's）	3.9
紅牛能量飲料（Red Bull）	3.9
蔬菜汁（V8）	4.2
氣泡水（Poland Spring）*	4.3
伏特加（Stolichnaya，加冰並裝飾檸檬皮）*	4.4
百威啤酒（Budweiser）*	4.5
健怡冰淇淋汽水（Dr. Brown's）*	4.5
伏特加（Absolut）*	4.7
氣泡水（Pellegrino）*	4.8
咖啡（濃黑），一天限制一杯	5.0
茶（中國白茉莉花茶），一天限制一杯	5.6
咖啡（加牛奶），一天限制一杯	6.2
原味瓶裝水（Poland Spring）	6.9
紐約市自來水	7.0
牛奶（無乳糖／脫脂）	7.0
2% 低脂有機牛奶	7.5

請記住：紅色＝危險、綠色＝安全

新鮮水果、蔬菜和常見食物的酸度
（ ＊代表是酸度以外的原因導致「對逆流不好」）

	pH		pH
萊姆	2.7	香蕉	5.6
檸檬	2.9	愛達荷馬鈴薯（Idaho）	5.7
鳳梨	3.1	橡子南瓜	5.9
蜜翠蘋果（Macoun）	3.2	育空黃金馬鈴薯（Yukon Gold）	6.0
油桃	3.3	小黃瓜	6.0
石榴	3.3	菊苣	6.0
粉紅葡萄柚	3.4	白洋蔥	6.0
奇異果	3.4	茄子	6.0
草莓	3.5	綠色高麗菜	6.0
無籽綠葡萄	3.6	皺葉高麗菜	6.1
水蜜桃	3.6	甜瓜（成熟的哈密瓜）	6.1
澳洲史密斯青蘋果（Granny Smith）	3.6	雙孢蘑菇	6.1
鳳梨	3.7	山藥	6.1
黑莓	3.7	櫻桃蘿蔔（紅皮或黑皮）	6.1
藍莓	3.7	紅色甜菜根	6.1
芒果	3.7	義大利平葉巴西里	6.1
旭蘋果（McIntosh）	3.7	金絲瓜	6.2

臍橙	3.8	四季豆（生食）	6.2
櫻桃	3.9	四季豆（煮熟）	6.3
富士蘋果（Fuji）	4.0	紫高麗菜	6.3
1% 低脂水蜜桃優格	4.0	蕪菁	6.2
五爪蘋果（Red Delicious）	4.2	青花菜（煮熟）	6.2
加拉蘋果（Gala）	4.2	青花菜（生食）	6.3
覆盆莓	4.2	西班牙產黃皮洋蔥*（生食）	6.3
1% 低脂原味優格（Cream-O-Land）	4.3	白洋蔥*（煎炒）	6.4
墨西哥番茄*	4.3	薑	6.5
羅馬番茄*（生食或煮熟）	4.4	波特菇（Portobello）	6.5
牛排番茄*（煮熟）	4.5	歐洲防風草	6.6
墨西哥番茄*（煮熟）	4.8	櫛瓜	6.6
橘甜椒	4.8	香蕉燕麥片美式鬆餅	6.8
紅甜椒	4.9	玉米	6.9
義大利鑲餡甜椒（Italian stuffing pepper）	5.0	新鮮茴香	6.9
綠甜椒	5.1	紅蘿蔔	7.0
梨（品種：Bosc）	5.3	2% 低脂牛奶泡燕麥片	7.2
小黃瓜（品種：Gherkin）	5.4	酪梨	7.8

請記住：紅色＝危險、綠色＝安全

常見調理食品、醬料和調味品的酸度

調理食品之所以比新鮮食物更酸，是由於添加了可以延長保存期限的防腐劑。

	pH
辣椒醬（Texas Pete）	3.1
橘子罐頭（Dole）	3.2
黃芥末醬（White Rose）	3.2
蘋果醬（Mott's Original）	3.4
烤肉醬（Kraft original）	3.4
番茄醬（Heinz）	3.4
芒果（Del Monte「Sunfresh 糖漬芒果」）	3.4
伍斯特醬（Lea & Perrins）	3.4
凱薩沙拉醬（Newman's Own）	3.5
第戎芥末醬（Grey Poupon）	3.6
千島醬（Kraft）	3.6
原味烤肉醬（Bull's-Eye）	3.7
清脆蒔蘿醃黃瓜（B&G）	3.7
微辣莎莎醬（Tostitos）	3.7
俄式沙拉醬（Wishbone）	3.8
田園沙拉醬──低脂（Kraft）	3.9
番茄醬（Del Monte）	3.9

番茄汁（Campbell's from Concentrate）	3.9
整顆去皮番茄罐頭（San Marzano）	3.9
番茄糊罐頭*（Hunt）	4.0
切塊番茄罐頭*（San Marzano）	4.0
磨菇口味番茄醬*（Prego Italian）	4.0
即食披薩番茄醬*（Ragu）	4.1
有機番茄醬*（Del Monte）	4.1
整顆去皮番茄罐頭*（Best Yet）	4.1
煙燻辣椒番茄莎莎醬*（Rosa Mexicano）	4.1
V8 *蔬菜汁	4.2
龍舌蘭花蜜（Sweet Cactus Farms）	4.5
優格	4.8
義大利沙拉醬（Zesty Kraft）	5.2
切段四季豆罐頭（Green Giant）	5.2
小粒豌豆罐頭（Le Sueur）	5.8
玉米粒（Del Monte）	6.6
去核黑橄欖（Best Brand）	7.3

美味的
低脂烹飪

　　本書提供了一種世界上最健康的永續飲食。它低脂、低酸、低咖啡因，且含有大量全穀物、根莖類蔬菜、水果、魚類和家禽。許多美味的高脂食物（例如：起司）通常不適合用在典型的抗逆流飲食中，但是在本書食譜裡，馬克主廚會當作調味料少量使用。

✚ 低脂，不是脫脂

　　關於食物中的脂肪有個錯誤觀念。脂肪帶來令人愉悅的濃郁感，且增進了許多菜餚的風味。這就是為什麼如果食物完全沒有油脂通常無法吸引人。

　　我們認為沒有理由剝奪掉脂肪的風味、質地和飽腹感——只要你能夠在整份膳食中以適當比例為基準定量攝取即可。

　　傳統烹調中的許多醬汁包含大量奶油、法式酸奶油、鮮奶油等，因此做好的菜餚可能高達 30 ～ 90% 的脂肪。但是在本書的食譜中，我們使用的食材平均脂肪含量大概只有 10%。如果從這些食譜和食物開始，你就可以稍微增加脂肪的含量。

　　我們在食譜中使用脂肪僅作為調味，所以使用量並不大。正因如此，我們喜歡使用最有味道的油脂，諸如特級初榨橄欖油、奶油、進口帕瑪森起司或是熟成時間最長的切達起司。

　　因為大量的脂肪是有害的，所以我們選擇風味最濃郁的脂肪。一顆蛋含有 5 克脂肪，全部的脂肪都位於蛋黃中，而蛋白沒有任何脂肪。高膽固醇的人應該避免蛋黃，但是蛋黃又可以為食物添加許多風味，而且總量又很少（小於整顆蛋的 10%），因此我們不介意在食譜中使用它（請注意：對一些逆流患者來說，雞蛋是一種特殊食物）。

∷ 馬克主廚最愛的逆流食譜調味料

酸豆

鰹魚

薑

乾香菇

鹽

——不是胡椒

油醋醬

第戎芥末醬

焙炒芝麻

低鈉醬油

白味噌或紅味增

魚露

全脂牛奶或 2% 低脂牛奶

脫脂優格

起司

——帕瑪森、切達、洛克福（Roquefort）

黑糖

楓糖漿

——D 級的味道較強烈

檸檬皮或橙皮

香草

—— 香菜、羅勒、時蘿、巴西里、牛至、迷迭香、檸檬草、小豆蔻、卡菲爾萊姆葉

（Kaffir）、檸檬葉、龍蒿

✚ 可以少量使用的脂肪食物

奶油

橄欖油

全蛋

烤堅果

沙拉醬

焙炒芝麻

來自果皮的柑橘油（柳橙、檸檬、萊姆）

義大利帕瑪森或羅馬諾（Romano）起司

長期熟成的切達起司（佛蒙特州或其他地區）

　　如果你就是不喜歡上述這些食物中的任何一種，那麼只能去適應較無風味的菜餚。但是對大多數的逆流患者而言，少量的上述食物是絕佳的調味料和香料，而且它們非常適合本書所設計的食譜。在我們的食譜中，我們明智地限制了酸度高的食材，如醋、柑橘和某些水果。

　　瓶裝的沙拉醬，即使是像油醋醬這種酸度相對較高的醬，只要謹慎使用（約一大匙或更少）也是沒有問題的。透過攪拌沙拉的動作，你可以用少量的醬料來獲得充分的味道。

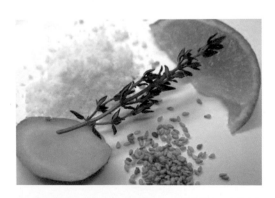

馬克最愛的烹調用調味料是橙皮、焙炒芝麻、新鮮的薑、帕瑪森起司和新鮮香草。

✚ 馬克主廚提醒的食譜注意事項

　　我喜歡使用不鏽鋼鍋，並且盡量避免使用鋁鍋，因為鋁容易與食物發生反應，尤其是酸性食物。

　　我理想的烹飪容器是由不鏽鋼和鋁芯夾層所製成的。鋁是一種很好的導熱體，若包夾在不銹鋼之中，就可以避免接觸到食物的酸性。這些鍋子也可以使用洗碗機清洗。我喜愛的品牌是歐克業（All-Clad），但是也有其他很棒的品牌有推出類似的鋁夾層鍋具，如卡福萊（Calphalon）。

　　你會注意到本書中的許多食譜都有使用雞高湯。我喜歡用雞高湯替菜餚增添溫和、美味的味道，而且因為燉湯的蔬菜已經被過濾掉了，所以你無須遭受洋蔥或大蒜可能帶來的副作用。

Chapter 3

主廚的
抗逆流食譜

· · · · ·

THE COOKBOOK

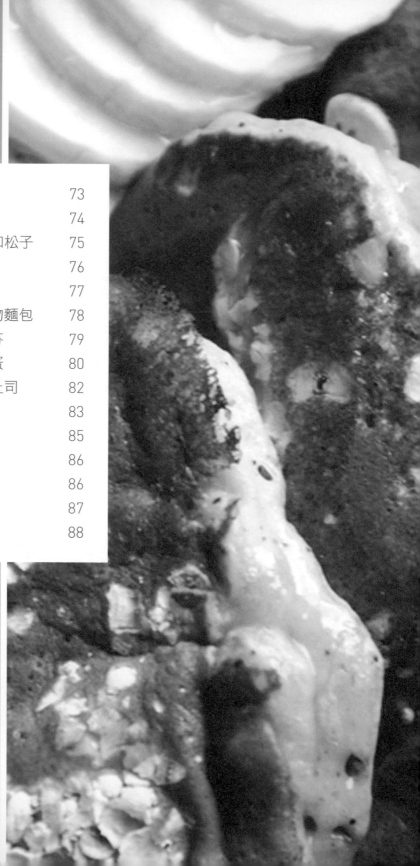

早餐
BREAKFAST

香蕉薑汁能量冰沙

分量
3

每份營養標示

熱量	178 大卡
蛋白質	10 克
碳水化合物	33 克
脂肪	2 克

材料

冰塊	1/2 杯
牛奶	2 杯
熟透的香蕉	2 根
優格	1 杯
嫩薑（去皮並磨成泥）	1/2 茶匙
黑糖或蜂蜜（選擇性添加）	2 大匙

| 作法 |

1. 把冰塊、牛奶、優格，香蕉和薑放入攪拌機中。

2. 攪拌直至滑順。

3. 依喜好添加黑糖或蜂蜜飲用。

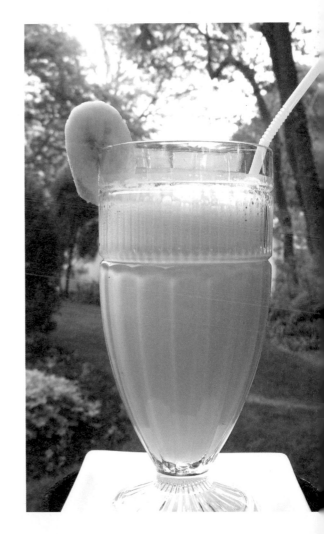

(NOTE) **主廚筆記**

◆ 我使用的是無乳糖的脫脂牛奶或 1% 低脂牛奶，但是你可以使用任何類型的牛奶。

◆ 如果你不喜歡薑，或是手邊沒有嫩薑，可以用 1/4 茶匙的橙皮或香草精、杏仁精取代。

◆ 這杯冰沙很美味，而且結合了許多對逆流來說最好的食物。

◆ 你知道適量的薑對逆流很好嗎？它含有大量風味，而且用途廣泛，可以做為許多菜餚的配料。

蘋果哈密瓜冰沙

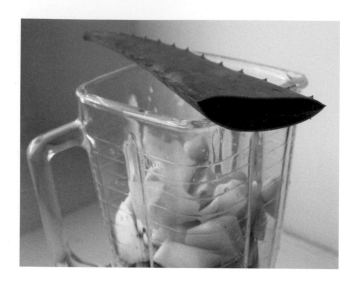

每份營養標示

熱量	114 大卡
蛋白質	2 克
碳水化合物	29 克
脂肪	0.5 克

材料

哈密瓜（去皮、去籽並切塊）	2 杯
新鮮蘆薈汁（撕除葉片）	4 大匙
加拉蘋果（去皮、切半並去核）	1 顆
萊姆皮 （以溫水洗淨萊姆，並使用刨刀取得果皮碎屑）	1/16 茶匙
冰塊	1 又 1/2 杯
鹽	1/4 茶匙

作法

1. 把哈密瓜、冰塊、蘆薈、蘋果、鹽和萊姆皮加入攪拌機中。

2. 攪拌機先使用瞬間轉速（Pulse），再切換至高速（High）。停止並手動攪拌混合物，直到呈現平滑的口感。

NOTE 主廚筆記

◆ 蘆薈汁對於逆流很好，並且給予飲品糖漿般的稠度。不要吃原味的蘆薈，因為它本身沒有什麼味道。

◆ 你知道水果熟透後會變得比較不酸嗎？使用前，先把水果存放於室溫下一週。

◆ 你也可以買瓶裝的蘆薈，但是新鮮的更好。

◆ 蘆薈最近可以在超市和健康食品商店買到，通常是以葉子的形態販售，所以不必購買整株植物。

◆ 每間廚房都應該準備一個 Microplane 的小刨刀，用於研磨和削果皮（請看第 49 頁）。

庫斯庫斯搭配水果和松子

分量
3

|作法|

1. 以中火加熱平底鍋。加入庫斯庫斯烘烤幾分鐘，直到其散放出香味並且變成金黃色。盛起放入碗中。

2. 柳橙汁煮沸，倒在庫斯庫斯上面。碗用保鮮膜緊緊包住，靜置 5 分鐘。

3. 用叉子攪拌庫斯庫斯避免結塊。

4. 待庫斯庫斯冷卻至室溫，加入香蕉、蘋果、薑、葡萄乾、五香粉、鹽，以及蜂蜜或糖攪拌均勻。

5. 盛盤。撒上一茶匙的松子。

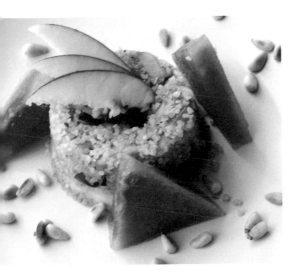

每份營養標示

熱量	385 大卡
蛋白質	9 克
碳水化合物	86 克
脂肪	1 克

材料

庫斯庫斯或布格麥	1 杯
香蕉（切小塊）	1 根
蘋果（用刨絲器磨成泥）	1 顆
柳橙汁	1 杯
薑 （磨成細緻的薑泥或纖維較粗的薑泥）	1/4 茶匙
蜂蜜或粗糖	2 大匙
葡萄乾	2 大匙
五香粉	1/4 茶匙
鹽（調味用）	適量
烤過的松子	1 茶匙

(NOTE) **主廚筆記**

◆ 我將拌勻的食物舀入一個圓形模型當中，讓這道餐點的擺盤呈現圓形。塑形時要把食物壓實，這樣當模型被移開時，形狀才不會塌陷。將一個盤子倒扣在模型上方，快速將它們一同反轉，然後小心移除模型。

◆ 可以在蘋果泥上滴幾滴柳橙汁，防止氧化。

◆ 柳橙盛產時，我偏愛使用新鮮的柳橙汁。

◆ 柳橙汁本身對於逆流食療來說太酸了，但是作為此菜餚中的一種食材，其酸度會被吸收；這道菜餚的 pH 值是 5.5。

香蕉燕麥片鬆餅

分量
4

每份營養標示

熱量	220 大卡
蛋白質	7 克
碳水化合物	36 克
脂肪	7 克

材料

黃砂糖	2 大匙
燕麥粉（Oat flour）	1/2 杯
中筋麵粉	1/2 杯
泡打粉	1 茶匙
鹽	1/2 茶匙
肉豆蔻	1/8 茶匙
蛋（大顆）	2 顆
香蕉 （用攪拌機或食物處理機打成泥）	3 根
脫脂酸奶油 或白脫鮮乳（Buttermilk）	2 大匙 （1 盎司／28 克）
牛奶（調整濃稠度）	
奶油	1 大匙
楓糖漿（選擇性使用）	

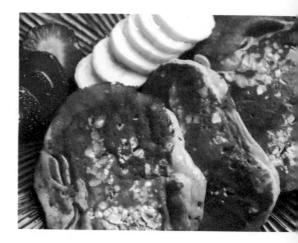

| 作法 |

1. 將前六種食材在調理盆中混合均勻。

2. 加入酸奶油或白脫鮮乳、蛋和香蕉攪拌均勻。

3. 如果混合物過於濃稠，可以一次加入幾大匙的牛奶調整濃度。

4. 以中小火預熱不沾鍋。用抹過奶油的廚房紙巾擦拭鍋底。（使用同一張紙巾吸取多餘奶油；留待做下一片鬆餅時使用。）

5. 使用長柄杓將一些麵糊倒入鍋中。

6. 當底部呈金黃色後，將鬆餅翻面，煎到內部不再濕潤。

7. 保持煎好的鬆餅溫熱，直到完成所有鬆餅。

8. 可以搭配楓糖漿，並在上面點綴切塊的蘋果。

NOTE 主廚筆記

◆ 我喜歡使用加拿大 D 級楓糖漿（相當於美國的 C 級），它的顏色較深，風味也較強烈。

◆ 用不沾鍋烹調可以讓你少用很多奶油。

◆ 你可以自製燕麥粉，使用食物處理機或攪拌機把燕麥片打成粉狀。

◆ 如果你想在前一晚先做好麵糊，那麼請於烹調前再加泡打粉。這樣的麵糊顏色會稍深，但是成品同樣美味。

◆ 做鬆餅前加入一點點芒果丁到麵糊中，可以讓這些煎餅味道鮮美、顏色亮麗。

酥脆全麥法式吐司

分量
3

每份營養標示 （每份兩片）

熱量	212 大卡
蛋白質	9 克
碳水化合物	34 克
脂肪	4 克

材料

白麵包或猶太辮子麵包 （Challah，又稱哈拉麵包）	6 片
全穀玉米片（稍微壓碎）	1/2 杯
蛋	2 顆
牛奶	1/2 杯
調味優格（我偏愛覆盆莓口味）	1/2 杯
香草精	1/4 茶匙
黑糖	2 大匙
奶油（或噴霧油）	1 大匙
鹽（調味用）	適量
蜂蜜或楓糖漿（調味用）	適量

作法

1. 在調理盆中加入蛋、香草精、黑糖、優格和牛奶攪拌均勻。

2. 把兩片麵包放入碗中，不要重疊。

3. 當麵包片沾滿 **1** 的卡士達蛋黃醬後，將之翻面。

4. 以中火預熱不沾鍋。用抹過奶油的廚房紙巾擦拭鍋底。

5. 在鍋中撒上 1/3 的玉米片，然後放入麵包。

6. 直到麵包兩面煎至金黃色。重複以上步驟，完成剩下的麵包。

7. 搭配楓糖漿或蜂蜜。

NOTE **主廚筆記**

◆ 如果你使用英式馬芬，卡士達蛋黃醬就不需要放鹽。

◆ 我喜歡使用哈拉麵包製作法式吐司——它讓我想起布里歐麵包（Brioche），但沒有脂肪，而且嚐起來像蛋糕。你可以使用任何一種麵包，如果它很紮實就切片。例如：我會把貝果切成三等份或更薄。

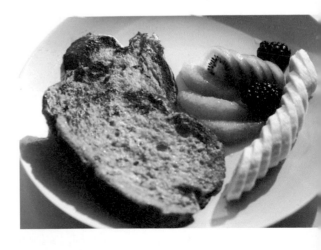

馬克自製的五種穀物麵包

分量
20

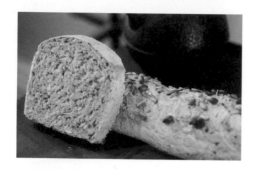

每份營養標示

熱量	91 大卡
蛋白質	3 克
碳水化合物	17 克
脂肪	2 克

材料

中筋麵粉	3 杯
全麥麵粉	1 杯
白開水	1 又 1/4 杯
乾酵母 （或 0.5 盎司／ 14 克的新鮮酵母）	1 茶匙
蜂蜜	2 茶匙
芝麻	2 大匙
南瓜籽	2 大匙
亞麻籽	2 大匙
葵花籽	2 大匙
傳統燕麥片（Rolled oats）	2 大匙
鹽	2 茶匙

作法

1. 把芝麻、南瓜籽、亞麻籽、燕麥片和葵花子浸泡在溫水中 20 分鐘。瀝乾。
2. 把兩種麵粉與水、酵母和蜂蜜用攪拌機混合兩分鐘（使用麵團鉤）。靜置 20 分鐘。
3. 在 **2** 裡加入鹽和 **1**。再混合 5 分鐘。蓋住並讓麵團在至少 72 ℉（約 22℃）的溫度下靜置 15 分鐘。
4. 把 **3** 的麵團放在灑了麵粉的工作檯上。首先將麵團壓平成約 8×5 英吋（約 20×13 公分）的矩形，然後將其從 8 英吋的一側捲起。
5. 把麵團放入已經塗抹過油或噴灑過不沾鍋食用噴霧油的 8 英吋麵包烤模中。
6. 用烘焙紙或塗油的鋁箔紙覆蓋住麵團並維持溫度在 72–77 ℉（約 22–25℃），直到麵團的體積膨脹至兩倍大，膨脹到烤模頂部。
7. 移除烘焙紙或鋁箔紙。
8. 放入 400 ℉（約 205℃）的旋風烤箱或 425 ℉（約 218℃）的一般烤箱中，烤 20 至 25 分鐘，直到麵包外層呈現金黃色。
9. 烤好後立刻將麵包脫模。
10. 讓麵包靜置 15 分鐘，然後享用一頓健康的早餐或餐點。

NOTE **主廚筆記**

◆ 麵團應該靜置 20 分鐘以使麵粉充分水合。

◆ 這個麵包可以放在紙袋中保鮮 2 ～ 3 天，或是單獨切片冷凍，要吃時以烤麵包機加熱即可。

◆ 如果你偏好烤色較深的麵包，烤箱的溫度可以增加約 25 ℉（約 14℃）。

◆ 你可以一次做兩條麵包，把第二塊冷凍起來。

◆ 食用前別忘了讓麵包冷卻。烤過後，水分會持續蒸發；經過冷卻，麵包的質地會更輕。

健康葡萄乾麥麩馬芬

分量
4

每份營養標示 (每份一個馬芬)

熱量	171 大卡
蛋白質	5 克
碳水化合物	35 克
脂肪	3 克

材料

葡萄乾或任何你偏愛的 非柑橘類水果乾	2 大匙
全脂牛奶 （如果你喜歡，可以使用低脂牛奶）	1/4 杯
蛋	1 顆
優格	1/3 杯
磨碎的亞麻籽	1 大匙
黑糖	3 大匙
麥麩片（Bran cereal）	1/3 杯
中筋麵粉	1/2 杯
泡打粉	1 又 1/2 茶匙
鹽（調味用）	適量
金冠蘋果或加拉蘋果 （Golden Delicious / Gala，洗淨並連皮磨成泥）	1/2 顆

作法

1. 用一個小型的湯鍋把牛奶煮沸，倒在葡萄乾上。

2. 在調理盆裡混合亞麻籽、黑糖、麥麩片、麵粉、泡打粉和鹽。

3. 在另一個碗中，把蛋、蘋果、**1** 和優格攪拌均勻。

4. 把 **3** 倒入 **2** 裡攪拌均勻。

5. 把 **4** 倒入馬芬模型中，模型要塗抹奶油或噴霧油，或是放置內襯紙杯。

6. 以 350 ℉（約 176 ℃）烤 15 至 20 分鐘，或烤至表面呈金黃色。

7. 靜置冷卻幾分鐘。

NOTE **主廚筆記**

◆ 多餘的馬芬可以放在塑膠袋中冷凍。

◆ 重新加熱時，可以切半以烤箱加熱直到呈現金黃色，或是用它們做法式吐司。

◆ 如果你找不到磨碎的亞麻籽，可以使用香料研磨器或咖啡研磨機研磨完整的亞麻籽。

◆ 馬芬烤好時很容易辨識。其頂部會膨脹，隨著麵糊焦糖化，裂縫會變成金黃色。

◆ 葡萄乾本身是酸性的，但是它們可以用於這類食譜中，或是搭配穀片、牛奶或燕麥片，如此對酸會有緩衝作用。

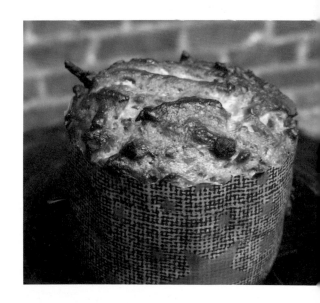

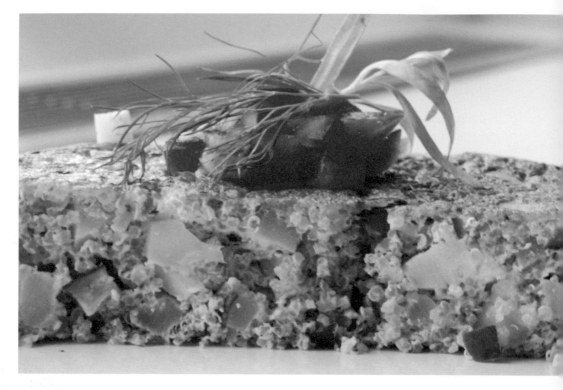

蔬菜藜麥義大利煎蛋

分量
6

每份營養標示

熱量	138 大卡
蛋白質	8 克
碳水化合物	18 克
脂肪	5 克

材料

歐洲防風草 （去皮並切成約 1cm 的小方塊）	1 杯
花椰菜（切成小塊）	1 杯
櫛瓜（切成約 1cm 的小方塊）	1 杯
紅李子番茄 （Red plum tomato，去籽並切塊）	1/2 杯
藜麥	1/2 杯
蛋	4 顆
普羅旺斯香草	2 茶匙
洛克福起司（或其他藍起司）	2 茶匙
雞高湯（不含味精、低鈉）	2 杯

|作法|

1. 烤箱預熱到 375 °F（約 190℃）。

2. 把雞高湯倒入湯鍋中，加入歐洲防風草。當歐洲防風草完全煮熟後取出，保留雞高湯。

3. 把花椰菜加到雞高湯中煮熟後取出。

4. 把櫛瓜放入雞高湯中煮熟後取出。

5. 再次加熱高湯並加入藜麥。煮沸後繼續煮約 5 分鐘，或直到藜麥有嚼勁。從高湯中取出藜麥。

6. 把所有煮熟的蔬菜、藜麥、切塊番茄、香草和洛克福起司放入一個大調理盆。混合直到起司與其他食材完全融合。

7. 把蛋打入小碗中，用叉子攪勻。

8. 把蛋液倒入 **6** 中，溫和攪拌。

9. 在一個約 25 公分且適用烤箱的不沾鍋鍋底塗抹 1 茶匙的奶油（或使用不沾鍋食用噴霧油）。

10. 在爐子上加熱鍋子。當奶油起泡時，轉至中小火，然後將 **8** 倒入鍋裡。先在爐子上煎烤幾分鐘，然後繼續放入烤箱，烤至你喜愛的程度。（我喜歡略帶光滑的質地。）

11. 在鍋子上倒蓋一個盤子，然後將盤子與鍋子一同翻轉。

12. 你可以將煎蛋刷上融化的奶油並搭配吐司享用。

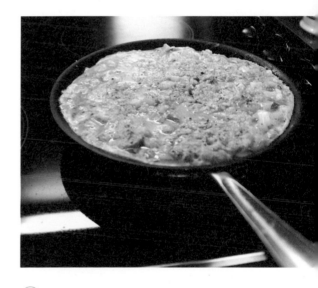

NOTE 主廚筆記

◆ 如果找不到普羅旺斯香草，可以將等量的百里香、牛至、馬鬱蘭、羅勒和鼠尾草混合。

◆ 在高湯中把櫛瓜煮軟差不多需要一分鐘。歐洲防風草和花椰菜需要 5 ～ 7 分鐘才能達到完美的「嚼勁」。

◆ 雞高湯可以保存起來重複使用，因為其中富含蔬菜的味道與維他命。

◆ 藜麥是一種完整的蛋白質，它包含了所有的必需胺基酸，但是卻沒有動物蛋白質中的膽固醇。

香草煎蛋捲與全麥吐司

每份營養標示

熱量	234 大卡
蛋白質	14 克
碳水化合物	14 克
脂肪	14 克

材料

蛋	4 顆
巴西里 （洗淨、瀝乾、去莖、切成細末）	4 枝
龍蒿 （洗淨、瀝乾、去莖、切成細末）	1 枝
百里香 （洗淨、瀝乾、去莖、切成細末）	1 枝
白開水或脫脂酸奶油	2 茶匙
奶油	2 茶匙
鹽（調味用）	適量

|作法|

1. 用叉子把兩顆蛋攪拌均勻。（你將會做出兩個小蛋捲，每個含有兩顆蛋。）

2. 將半量的白開水或脫脂酸奶油，以及香草和鹽加到蛋液中。

3. 以中火預熱一個約 20 公分不沾鍋。

4. 放入 1 茶匙的奶油，煮至其發泡並轉成淺褐色。

5. 立刻將 **2** 倒入鍋裡。

6. 讓蛋液凝固幾秒鐘，然後把鍋子自爐火上移開，一邊用木勺或耐高溫的橡膠刮刀攪拌。

7. 把鍋子放回爐火上，輕輕敲打鍋子以去除氣泡，調降溫度。

8. 使用不沾刮刀，從 1/3 的地方將蛋折至中線。

9. 再從另一邊 1/3 的地方折起，稍微在中線重疊，然後小心地翻轉到盤子上。重複上述步驟煎好另一份蛋捲。

10. 蛋捲可以刷上一點融化的奶油（也可以不刷）。

11. 撒上一些香草，然後在盤子一邊放上吐司。

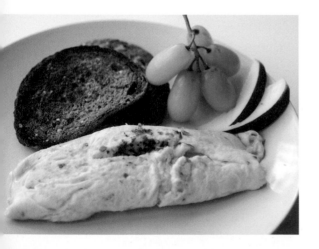

美味的蘑菇歐姆蛋

分量
2

| 作法 |

1. 用叉子把蛋攪拌均勻。（你將會做出兩份歐姆蛋，每份含有兩顆蛋。）

2. 把白開水或脫脂酸奶油、巴西里和鹽加到蛋液中。

3. 以中火預熱一個約 20 公分不沾鍋。

4. 在鍋中噴灑食用噴霧油。把蘑菇加入鍋中並均勻分布。將一面煎至金黃色，用鹽調味並翻面繼續煎至柔軟。把蘑菇放在餐巾紙上，吸除多餘的水氣和油脂。

5. 用紙巾擦拭鍋子並以中火預熱。

6. 加入大部分的奶油（為第二份歐姆蛋保留一些），加熱至發泡並呈淺褐色。

7. 立刻將 **2** 倒入鍋裡。

8. 讓蛋液凝固幾秒鐘。然後把鍋子自爐火上移開，一邊用木勺或耐高溫的橡膠刮刀攪拌。

9. 把鍋子放回爐火上，輕輕敲打鍋子以去除氣泡，調降溫度。

10. 差不多成型後（此時不應該帶有焦色），讓蛋均勻分布至鍋子邊緣。把一半蘑菇置於蛋的中心。

11. 使用不沾刮刀，從 1/3 的地方將蛋折至中線。

12. 再從另一邊 1/3 的地方折起，稍微在中線重疊，然後小心地翻轉盛盤。

13. 可以將歐姆蛋刷上一點融化的奶油（也可以不刷）。

14. 灑上一些蘑菇並在一旁放上吐司。重複上述步驟煎好第二份歐姆蛋。

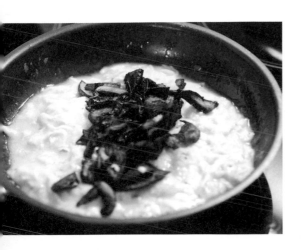

每份營養標示

熱量	188 大卡
蛋白質	14 克
碳水化合物	2 克
脂肪	14 克

材料

蛋	4 顆
蘑菇（約硬幣大小。洗淨、瀝乾，縱切一半，然後平面朝下切薄片）	3 朵
巴西里（洗淨、瀝乾、去莖、切成細末）	4 枝
白開水或脫脂酸奶油	2 茶匙
奶油	2 茶匙
鹽（調味用）	適量

(NOTE) **主廚筆記**

◆ 你可以使用各種菇類。我喜歡香菇的味道，但是記住要切除堅硬的梗。

◆ 將蘑菇放在一個大平底鍋，且單層分布的狀態下可以烹調至最佳狀態。如果蘑菇分布得過於擁擠，其產生的水分最後會變成煮熟而不是炒熟。

豆腐蘑菇鹹派

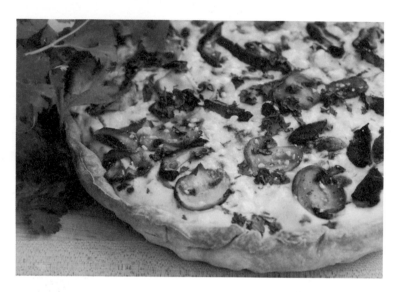

每份營養標示

熱量	292 大卡
蛋白質	12 克
碳水化合物	77 克
脂肪	10 克

派皮材料

中筋麵粉	1 又 3/4 杯
水	5 大匙
奶油	2 大匙
蛋黃	1 個
鹽（調味用）	適量

卡士達蛋黃醬材料

嫩豆腐	1 杯（6 盎司／170 克）
豆腐水	1/2 杯
蛋黃	2 顆
鹽（調味用）	適量
帕瑪森起司	2 大匙

內餡材料

香菇 （去除菇柄、洗淨並切成薄片）	1 又 1/2 杯 （4 盎司／113 克）
乾牛肝菌菇 （在冷水中浸泡一小時，然後瀝乾）	1/2 杯
蘑菇 （菇柄切掉約 0.5 公分，再切成薄片）	1 又 1/2 杯 （4 盎司／113 克）
奶油	1 大匙
肉豆蔻	1/4 茶匙
切碎的巴西里或香菜	2 大匙

卡士達蛋黃醬作法

1. 把豆腐和水放在攪拌機中打至滑順。

2. 加入兩顆蛋黃和帕瑪森起司。

3. 以鹽調味。

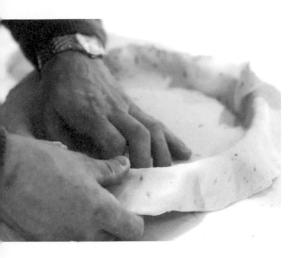

派皮和內餡作法

1. 在一個玻璃或塑膠量杯中，放入水、奶油和鹽。

2. 隔水加熱融化奶油並讓其冷卻。

3. 在調理盆中加入麵粉、一顆蛋黃和 **1**。

4. 使用塑膠刮刀用切的方式將 **3** 拌勻。

5. 當麵團均勻結合後，將其塑成一個約 2.5 公分厚，直徑 15 公分長的圓形。

6. 包上保鮮膜，放冰箱冷藏 30 分鐘。

7. 在一個約 20 公分的塔盤內部噴上不沾鍋食用噴霧油。在撒了麵粉的調理台上將麵團擀開至直徑約比塔盤大 5 公分，且整片麵團厚度均勻。

8. 把麵團放入塔盤中，置於冰箱冷藏 20 分鐘或直到麵團變得堅韌。

9. 把烘焙紙或鋁箔紙放在冰派皮上，接著用乾豆子或定型派皮專用的重石填滿派皮。

10. 放入烤箱，以 350 ℉（約 176℃）烤 10 至 15 分鐘，或是烤到麵團變成粉筆般的白色。

11. 移除豆子或重石，再撕下烘焙紙或鋁箔紙。

12. 把麵團放回烤箱中烤至金黃色。

13. 靜置冷卻。

14. 用奶油和一點鹽拌炒菇類，直到水分全都釋出且呈金黃色。

15. 在派皮底部放入炒好的菇類。

16. 以豆腐卡士達蛋黃醬覆蓋。

17. 撒上切碎的巴西里或香菜和肉豆蔻。

18. 放回烤箱，直到卡士達蛋黃醬熟透且頂部呈金黃色，大概需要 30 分鐘。

19. 立刻上桌享用。

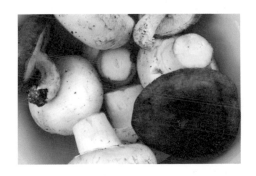

(NOTE) 主廚筆記

◆ 把完成的鹹派放在烤箱上部加熱管下一小段時間，就能讓頂部獲得漂亮的金黃色。

◆ 麵團可以一兩天前準備完成，並以保鮮膜或密封的塑膠袋保存。

◆ 除了用手混合麵團，也可以使用食物處理機的瞬間轉速（Pulsing）攪拌所有材料 10～15 秒。

無糖燕麥片

分量 2

每份營養標示

熱量	185 大卡
蛋白質	8 克
碳水化合物	32 克
脂肪	4 克

材料

燕麥片〔鋼切燕麥（Steel cut oats），也稱為愛爾蘭燕麥（Irish oats）〕	1 杯（3 盎司／ 85 克）
全脂牛奶	1/2 杯
滾水	1 又 1/2 杯
鹽	1/2 茶匙

| 作法 |

1. 在湯鍋中將燕麥片與牛奶混合，形成漿糊狀。
2. 加入滾水與鹽。使用木勺混合並煮到沸騰。不時攪拌以避免底部燒焦。
3. 悶煮 10 至 15 分鐘，偶爾攪拌一下。

NOTE 主廚筆記

◆ 不用太擔心全脂牛奶中的脂肪含量。4 液體盎司（118 毫升）的牛奶中，脂肪含量少於 4 克。
◆ 若想減少烹煮的時間，可以使用傳統燕麥片或即食燕麥片。
◆ 如想獲得堅果味，可以先烘烤燕麥片。把它們放在爐灶或烤箱中以平底鍋烘烤，直到顏色稍微變深並散發出堅果味。

馬克主廚的燕麥片

分量 2

每份營養標示

熱量	323 大卡
蛋白質	10 克
碳水化合物	61 克
脂肪	1 克

材料

燕麥片（烤過的傳統或即食燕麥片）	1 杯（3 盎司／ 85 克）
牛奶	1 杯
鹽	1/3 茶匙
香草精	1/2 茶匙
肉豆蔻（別忘了，它味道強烈！）	1 撮
黃砂糖	滿滿 4 大匙

| 作法 |

1. 在湯鍋中煮沸牛奶。
2. 加入鹽、燕麥片、香草精、肉豆蔻和黃砂糖。
3. 悶煮同時攪拌。
4. 煮 5 分鐘。（悶煮時間需依據燕麥片的類型與品牌調整。）

NOTE 主廚筆記

◆ 如果喜歡更強烈的味道，可以使用黑糖。
◆ 糖可以使用蜂蜜或楓糖漿取代。
◆ 如果你不常使用燕麥片，把它們保存在密封的保鮮盒中，然後放置在冰箱或涼爽、乾燥的地方。
◆ 你知道使用即食或傳統燕麥片可以減少烹煮時間嗎？它們是已經蒸熟、切成小塊並輾軋過的半成品。

原味營養燕麥片

分量
2

每份營養標示

熱量	490 大卡
蛋白質	11 克
碳水化合物	107 克
脂肪	1 克

材料

即食燕麥片	1 杯
牛奶	1 杯
葡萄乾（用水煮沸並瀝乾）	2 大匙
香蕉（切丁或切片）	1/2 根
黃蘋果（削皮並切丁）	1/2 顆
鹽	1 撮
糖或蜂蜜	2 茶匙

作法

1. 前一晚（或至少兩小時前），把燕麥片、牛奶、葡萄乾、鹽和糖（或蜂蜜）混合在調理盆裡。

2. 把碗蓋好並放入冰箱冷藏。

3. 上桌前加入水果。

4. 如果太過濃稠，可視需要添加牛奶。

NOTE 主廚筆記

◆ 我第一次是在安提瓜島的 Curtain Bluff 渡假村嚐到牛奶什錦早餐「Muesli」。由主廚克里斯托拉夫・布拉茲（Christophe Blatz）招待。（他是阿爾薩斯人，來自德國和瑞士接壤的法國阿爾薩斯地區。）那道美味的早餐啟發了這道食譜，不過我沒有使用重奶油。

◆ 這道燕麥片沒有經過烹煮，但是要在冰箱放置一晚以恢復含水。

◆ 深色或金黃葡萄乾（或混合兩者）皆可使用。

◆ 任何水果組合皆可（除了柑橘類或藍莓）。

◆ 這道燕麥片特別適合當作夏季時的美味早餐，雖然它在任何時候都很美味！

◆ 蘋果除了切丁，也可以磨成泥。

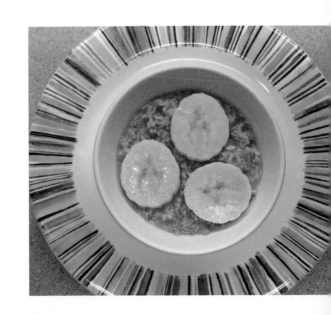

快煮玉米粥加芝麻

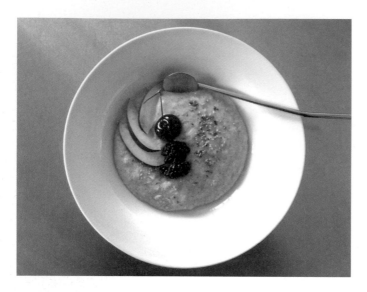

每份營養標示

熱量	280 大卡
蛋白質	9 克
碳水化合物	49 克
脂肪	6 克

材料

快煮玉米粥（Polenta）或 玉米粉（Corn meal）	3/4 杯
全脂牛奶（可依喜好改用低脂牛奶）	3 杯
黑糖	3 大匙
柳橙精	1 茶匙
香草精	1/2 茶匙
鹽（調味用）	適量
芝麻（在平底鍋中慢慢烘烤至金褐色）	1 大匙

作法

1. 把牛奶煮沸。

2. 加入玉米粥或玉米粉，並大力攪拌，防止結塊。

3. 煮至奶油般的稠度。

4. 起鍋前加入黑糖、適量的鹽、香草精與柳橙精。

5. 盛入碗中並撒上芝麻。

NOTE 主廚筆記

◆ 玉米粥或玉米粉請選購即食或 5 分鐘就能泡開的商品，以節省烹煮時間。

◆ 柳橙精可以用一片橙皮取代（使用削皮器取得並洗淨），將其放入煮沸的牛奶中幾分鐘。於步驟 2 將橙皮取出，其餘步驟照舊。

◆ 這道菜餚使用富含油脂的芝麻。它們的味道與柳橙形成強烈對比。

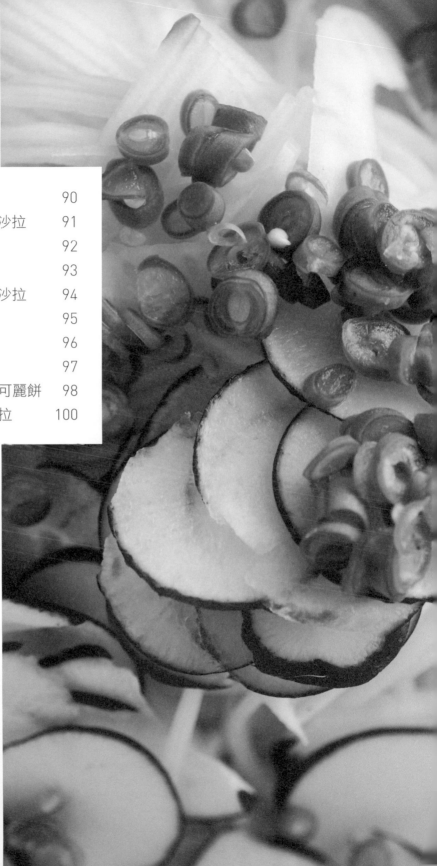

沙拉
SALADS

安神胡蘿蔔沙拉

分量
2

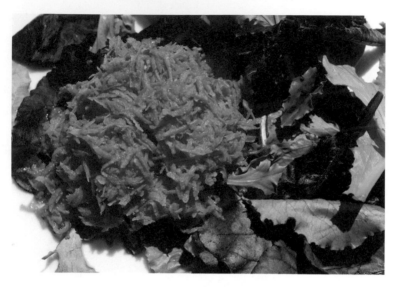

每份營養標示

熱量	236 大卡
蛋白質	3 克
碳水化合物	46 克
脂肪	5 克

材料

胡蘿蔔（削皮、切塊再磨碎）	1 磅／454 克
綜合生菜葉	1/4 磅／113 克
葡萄乾	2 大匙
柳橙汁	2 大匙
乾牛至	1 茶匙
黑糖	2 大匙
橄欖油	2 茶匙
鹽	1/4 茶匙

|作法|

1. 在調理盆中混合葡萄乾、柳橙汁、牛至、黑糖、橄欖油和鹽，靜置 5 分鐘。

2. 把 **1** 倒在胡蘿蔔上，徹底攪拌均勻。

3. 如有需要，用額外的鹽調味。

4. 盛盤時將胡蘿蔔沙拉盛在幾片綜合生菜葉上方。

NOTE **主廚筆記**

◆ 把牛至加入柳橙汁中可以帶出其風味。

菠菜芝麻葉蘋果梨子沙拉

分量 3

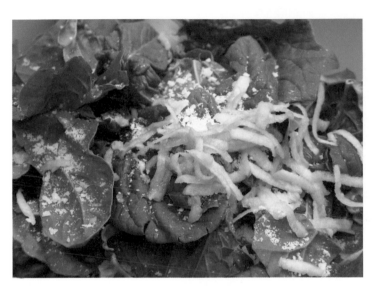

每份營養標示

熱量	83 大卡
蛋白質	2 克
碳水化合物	18 克
脂肪	1 克

材料

菠菜	2 杯
芝麻葉	1 杯
柳橙汁	3 大匙
金冠或紅蘋果 （削皮並使用粗刨絲器磨成泥）	1 顆
梨子（去皮並切成約 1.5 公分的小方塊）	1 顆
帕瑪森起司（磨碎）	1 大匙
烤過的芝麻	1 茶匙
鹽（調味用）	適量

NOTE **主廚筆記**

◆ 這道沙拉可以搭配芝麻棒或烤好的全麥麵包。

作法

1. 把柳橙汁倒在在蘋果和梨子上，防止變色（減緩氧化速度）。

2. 洗淨菠菜和芝麻葉。可以利用蔬果脫水器，或是把蔬菜放入裝滿冷水的大碗中，取出後再視需要重複此步驟。清洗到碗底看不見沙子。

3. 徹底瀝乾；使用蔬果脫水器最容易。

4. 在平底鍋中烘烤芝麻，直到變成金褐色。立刻倒入碗或盤子中，避免因為餘熱而烤焦。

5. 混合菠菜、芝麻葉、蘋果、梨子、帕瑪森起司、柳橙汁和鹽。

6. 盛盤並撒上芝麻。

清脆小黃瓜茴香沙拉

分量
2

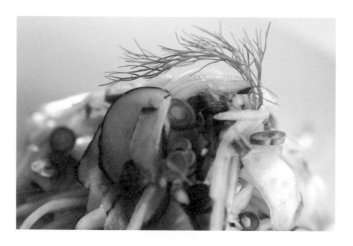

每份營養標示

熱量	88 大卡
蛋白質	5 克
碳水化合物	18 克
脂肪	1 克

材料

小黃瓜 （削皮、去籽，使用粗刨絲器切成絲）	1 杯
新鮮茴香（去掉乾枯的部分， 使用蔬果切片器或盒狀刨絲器切薄片）	1 杯
四季豆（切薄片）	5 根
櫻桃蘿蔔（切薄片）	4 個
魚露	2 大匙
薑	1 大匙
蘋果汁	4 大匙
蠔油	2 大匙
龍蒿葉（切成細末）	10 片

作法

1. 在碗中加入魚露、薑、蘋果汁、蠔油和龍蒿葉。（一次用完，否則最多只能存放兩小時。）

2. 在調理盆中放入茴香、小黃瓜、櫻桃蘿蔔和一半的四季豆。倒上 **1** 的醬料，使用夾子混合均勻。

3. 裝在一個大淺盤或餐盤中。

4. 撒上剩下一半切好的四季豆。

NOTE **主廚筆記**

◆ 使用蔬果切片器、盒狀刨絲器或食物處理機可以使切片平均，讓這道沙拉的口感令人感到愉悅。如果沒有蔬果切片器或盒狀刨絲器，把茴香球莖縱向切成兩半，將平的一面朝下放置在砧板上，然後再切成薄片。

◆ 也可以使用附有切片圓盤的食物處理機。

◆ 我喜歡在夏天享用這道沙拉，雖然茴香和小黃瓜整年皆可取得。這是一道很棒的輕沙拉，沒有脂肪但滋味豐富。四季豆和櫻桃蘿蔔為其增添了色彩。

番薯四季豆沙拉

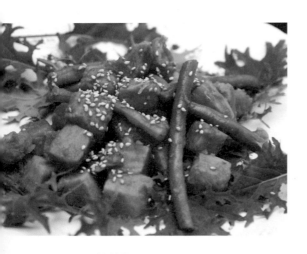

每份營養標示

熱量	253 大卡
蛋白質	3 克
碳水化合物	39 克
脂肪	10 克

材料

四季豆 （去除頭尾，切成約 5 公分長的小段）	1 磅／ 454 克
番薯 （削皮並切成約 2.5 公分小方塊）	1 磅／ 454 克
橄欖油	2 大匙
檸檬皮（洗淨的檸檬）	約 2 茶匙
楓糖漿	1/4 杯
鳳梨汁	1 杯
孜然粉	1/2 茶匙
月桂葉	2 片
醬油	2 大匙
芝麻	1 茶匙
嫩芝麻葉或西洋菜	3 杯

|作法|

1. 把四季豆放入煮沸的鹽水中，煮至剛剛好的熟度。取出並放入冰水中，然後瀝乾。

2. 把鳳梨汁、孜然粉和月桂葉放入小湯鍋中。以小火悶煮至湯汁剩一半。

3. 在調理盆中混合楓糖漿、**2** 和醬油。

4. 在平底鍋中用高溫加熱橄欖油，加入番薯，煎至兩面呈金黃色。

5. 把番薯放在另一個調理盆裡，加入四季豆、檸檬皮與 **3** 的醬汁。攪拌至均勻混合。

6. 把芝麻葉（或西洋菜）放在盤子底部，然後將 **5** 置於其上。撒上烤過的芝麻。

7. 立刻享用。

(NOTE) 主廚筆記

◆ 煮熟後，立即把四季豆放入冰水中冷卻是重要步驟，否則它們將失去原本的亮綠色澤。

◆ 趁番薯溫熱時將其與醬汁混合，可以讓醬汁均勻分布在沙拉中。

◆ 這道沙拉上桌時應該是室溫的溫度。如果番薯太燙，西洋菜會枯萎。

馬克主廚的美味鮪魚沙拉

分量 4

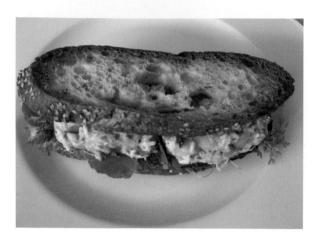

每份營養標示

熱量	303 大卡
蛋白質	24 克
碳水化合物	33 克
脂肪	8 克

材料

水煮鮪魚罐頭（瀝乾）	10 盎司／283 克
芹菜梗（切成約 1 公分的小段）	1/2 根
小黃瓜 （洗淨、縱向切成兩半、去籽，切成 0.5 公分的小方塊）	1/2 杯
胡蘿蔔（去皮並切碎）	1/4 杯
美乃滋	2 又 1/2 大匙
巴西里 （去掉葉子、洗淨、瀝乾、切成細末並再次清洗）	2 大匙
酸豆（切碎）	1 大匙
鯷魚 （用水浸泡 5 分鐘以去除多餘鹽分並瀝乾）	3 片
生菜葉 （芝麻葉或西洋菜，洗淨並瀝乾）	適量
鹽（調味用）	1/4 茶匙或更多
烤過的麵包	8 片

作法

1. 在調理盆中混合鮪魚、芹菜、小黃瓜、胡蘿蔔、美乃滋、鹽、巴西里、酸豆和鯷魚。

2. 在麵包上放幾片你最愛的生菜，加上 1/4 的 **1**，然後蓋上另一片麵包即可上桌。

(NOTE) **主廚筆記**

◆ 鯷魚和酸豆會襯托出鮪魚的美味。

◆ Hellmann 美乃滋是個好選擇，因為它每大匙只有 1 克脂肪。

◆ 切碎的巴西里應該要經過兩次清洗，一次在切之前，一次則是切之後。第一次清洗可以去除所有的砂礫，第二次清洗則是去除過多的葉綠素，否則鮪魚沙拉會變成綠色。

珍珠大麥蔬菜沙拉

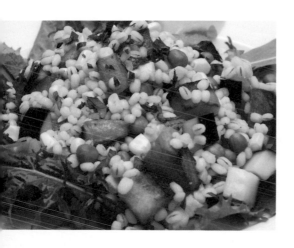

每份營養標示

熱量	129 大卡
蛋白質	4 克
碳水化合物	21 克
脂肪	4 克

材料

綜合嫩葉生菜 （或 1/2 顆波士頓萵苣。清洗並瀝乾）	3 杯
珍珠大麥	1 杯
雞高湯	2 杯
玉米粒	1 杯
胡桃南瓜 （Butternut squash，去皮並切成約 1 公分的小方塊）	2 杯
豌豆	1 杯
青花菜（切成小朵）	1 杯
小黃瓜 （清洗、切半、去籽並切成約 1 公分的小方塊）	1 杯
巴西里 （去梗、洗淨、瀝乾並切成細末）	1/2 杯
橄欖油	2 大匙
薑（磨成泥）	1 茶匙
綠茶	1/2 杯
水蜜桃汁	1/2 杯

|作法|

1. 以中火加熱中型湯鍋，加入雞高湯和珍珠大麥烹煮 25 分鐘，或煮到熟度剛好。

2. 煮沸一鍋非常鹹的鹽水。手邊準備好一碗冰水。把豌豆放入煮沸的鹽水中一分鐘。取出，立即放入冰水中。

3. 以 **2** 的方式處理青花菜，但是煮的時間為兩分鐘或直到熟度剛好。

4. 在不沾鍋中倒入 1 大匙橄欖油，以中火加熱。南瓜下鍋煎至金黃色，取出放涼。

5. 在調理盆中加入薑、1 大匙橄欖油、一半的巴西里、綠茶和水蜜桃汁。用手持攪拌機混合均勻。放冰箱冷藏。

6. 碗裡鋪上生菜，擺上大麥、玉米粒、南瓜、豌豆、青花菜和小黃瓜。

7. 倒入 **5** 的醬料，攪拌並用鹽調味。

8. 盛到盤子中並撒上剩餘的巴西里。

 主廚筆記

◆ 把生菜的砂礫和泥土洗掉很重要。瀝乾或使用蔬果脫水器。

◆ 把煮熟的豌豆和青花菜立刻浸到冰水中可以維持其美麗的綠色。

◆ 可以用蘋果汁取代水蜜桃汁，但是水蜜桃汁比較好。

素食番薯扁豆沙拉

分量
4

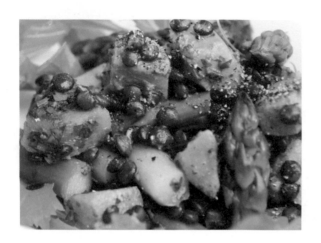

每份營養標示

熱量	278 大卡
蛋白質	12 克
碳水化合物	48 克
脂肪	6 克

材料

番薯（去皮並切成約 1 公分的小方塊）	5 杯
	（1.5 磅／680 克）
橄欖油	1 大匙
扁豆	1/2 杯
蔬菜高湯	3 杯
洛克福起司	2 大匙
小豆蔻	1/2 茶匙
蘆筍	2 杯（8 盎司／227 克）
（頭部以下 8 公分削皮，切成約 1 公分長）	
新鮮巴西里（洗淨、去莖、粗略切碎）	1/4 杯
新鮮百里香（洗淨、去莖、切成細末）	1 大匙
新鮮牛至（洗淨、去莖、切成細末）	2 大匙

作法

1. 用蔬菜高湯煮扁豆，約煮 45 分鐘或煮至柔軟。

2. 以滾燙的鹽水將蘆筍煮至柔軟。立刻放入冰水中泡一下，取出瀝乾。

3. 在不沾鍋中以橄欖油煎番薯。

4. 瀝乾扁豆。在調理盆中將扁豆、洛克福起司和小豆蔻粉混合。

5. 把 **4**、巴西里、百里香、牛至和蘆筍加入番薯中混合。

6. 立刻盛盤享用。

(NOTE) **主廚筆記**

◆ 烹煮乾扁豆時，不要加鹽，最後再加。否則豆子不會鬆軟。

◆ 這道沙拉可以多天熱熱吃，夏天冷冷吃。

◆ 可以使用罐頭扁豆。與番薯混合前要先用熱水沖洗並瀝乾水分。

◆ 蘆筍莖非常堅硬且纖維很粗，所以底部 7 ～ 8 公分最好削皮或直接切掉不用。

亞洲韃靼鮪魚

分量
4

每份營養標示

熱量	285 大卡
蛋白質	27 克
碳水化合物	6 克
脂肪	16 克

材料

薑（削皮並磨碎）	2 茶匙
特級初榨橄欖油	2 大匙
生食等級的鮪魚	1 磅／454 克
芝麻（烤至金褐色）	1/2 茶匙
新鮮檸檬皮（磨碎）	2 茶匙
醬油	4 大匙
香菜（洗淨、去莖並切成細末）	15 枝
鹽（調味用）	適量
胡蘿蔔（去皮並切碎或磨碎）	1 大匙
麵包脆片（用烤箱烤至淡金黃色）	8 片

特別器具

圓形模具或餅乾模具。直徑約 5.5 公分，
高約 4 公分。

作法

1. 去除鮪魚的銀皮。切成小方塊（不要
   大於 3 公釐），放入調理盆中。這
   部分可以提前 5 小時做；蓋上蓋子
   並冷藏。

2. 上菜前 45 分鐘以內，在鮪魚上撒 1
   大匙橄欖油，再加入芝麻、檸檬皮、
   醬油、薑和香菜。輕輕攪拌，並用鹽
   調味。拌好後將 1/4 填入模具裡，溫
   柔按壓，使鮪魚平均且壓實。把模具
   倒扣於準備好的沙拉盤中央。移除模
   具，完成一份韃靼鮪魚。重複步驟，
   製作其他三份。

3. 把剩餘的油點綴在韃靼周圍，再撒上
   胡蘿蔔。搭配麵包脆片享用。

4. 其他建議：也可以搭配口袋麵包或切
   薄片的新鮮長棍麵包。

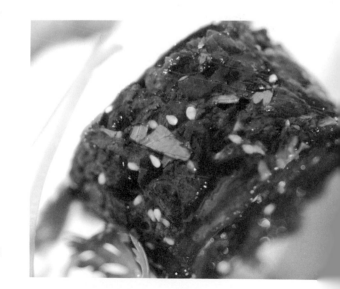

NOTE **主廚筆記**

◆ 胡蘿蔔是用來點綴和增添色彩。另一個選擇
  是使用小枝的香菜或微菜苗（Microgreens）。

義大利生火腿
捲蘆筍可麗餅

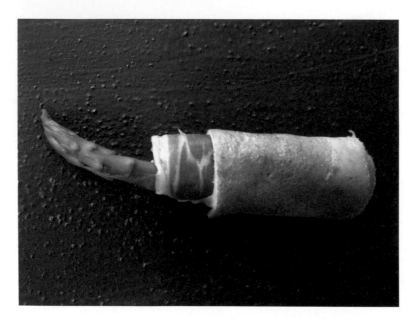

每份營養標示

熱量	123 大卡
蛋白質	8 克
碳水化合物	15 克
脂肪	3 克

可麗餅的材料

麵粉	3/4 杯
牛奶	1 又 1/4 杯（10 盎司／ 283 克）
蛋	2 顆
不沾鍋食用噴霧油	適量
帕瑪森起司	1 大匙

可麗餅內餡的材料

大蘆筍	0.5 磅／ 227 克
義大利生火腿（去除白色脂肪層與皮）	3 片

| 可麗餅的作法 |

1. 把麵粉倒入一個大型調理盆中。

2. 用打蛋器將麵粉往四周撥開，中央留出空間加入雞蛋和牛奶。加入三分之一的牛奶，以畫小圈圈的方式在中間攪拌，直到變成濃稠的糊狀物。

3. 攪拌時請留意不要太大幅度，避免打蛋器拌進過多的麵粉。因為這樣會導致混合得過快，使麵糊結塊。

4. 當麵糊看起來像是濃稠的鬆餅麵糊時，加入另外三分之一的牛奶。攪拌至麵糊變得更加濃稠，且不能結塊。

5. 加入最後三分之一的牛奶，攪拌至滑順。如果你的麵糊仍然有結塊，用細濾網過濾麵糊。

6. 加入帕瑪森起司。攪拌至均勻結合。

| 內餡的作法 |

1. 切除蘆筍底部約 5 公分。

2. 煮沸一大鍋水，加入鹽製成鹹度如海水般的鹽水。

3. 把蘆筍放入沸水中，煮至熟度剛好。

4. 取出蘆筍，放入冰水中，然後瀝乾。

5. 蘆筍橫切成兩半，每根約 10 公分長。

| 煎可麗餅 |

1. 以中小火加熱不沾鍋（約 20 公分）。

2. 噴上不沾鍋食用噴霧油，並以廚房紙巾抹去多餘的油。

3. 加入約 2 盎司（57 克）的可麗餅麵糊，旋轉鍋子，使麵糊佈滿整個平底鍋。麵糊層應該非常薄，平底鍋中不會有多餘的麵糊。

4. 煎至麵糊底部呈金黃色。如果太快上色，要把火調小一點。

5. 用抹刀翻面，再煎 30 秒。

6. 把可麗餅放入盤子裡，重複相同的程序，直到麵糊用完。

| 上 菜 |

1. 將義大利生火腿縱切成兩半。

2. 把兩根蘆筍放在一片生火腿中並捲起，放於可麗餅中間。將可麗餅兩端向中間摺疊，然後像捲餅一樣捲起來。

3. 重複上述步驟，直到用完所有的蘆筍和可麗餅。

(NOTE) **主廚筆記**

◆ 蘆筍泡過冰水可以維持其的亮綠色澤。

◆ 以鹽水煮蘆筍可以幫蘆筍調味，同時增進風味。

◆ 爲了避免可麗餅太厚，把平底鍋中過多的麵糊倒出來。

◆ 蘆筍、義大利生火腿和可麗餅可以在上菜前五小時內先組合好。以保鮮膜覆蓋保存。

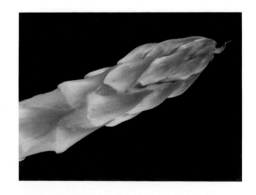

亞洲風味酥脆雞肉沙拉

分量
4

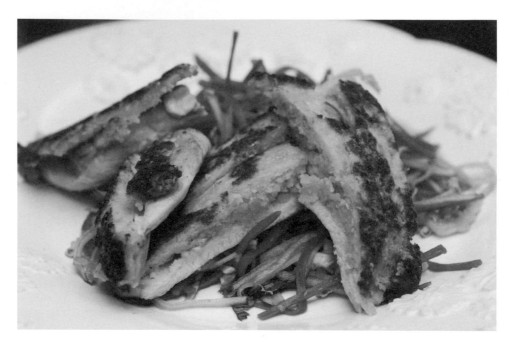

每份營養標示

熱量	504 大卡
蛋白質	37 克
碳水化合物	46 克
脂肪	18 克

雞肉的材料

雞胸肉（無骨、去皮）	4 塊
麵包粉（日本麵包粉）	1 杯
燕麥片	1/4 杯
帕瑪森起司	2 大匙
蛋	2 顆
鹽（調味用）	適量
麵粉	少許
橄欖油	2 大匙

沙拉的材料

胡蘿蔔（去皮，切成細長條或磨碎）	2 杯
大白菜（洗淨、瀝乾並切成細長條）	2 杯
小黃瓜 （洗淨、去皮，切成約 5 公分長，再切絲或磨碎）	1 根
香菜（洗淨、瀝乾、去莖並粗略切碎）	1/2 杯
成熟的梨子 （洗淨、去皮，切成細長條或磨碎）	1 顆

醬汁的材料

黑糖	1 大匙
醬油	1 大匙
梅子醬或海鮮醬	2 大匙
橄欖油	1 大匙

|雞肉的作法|

1. 在食物處理機中放入麵包粉、燕麥片和帕瑪森起司。以低速攪拌。

2. 以蝴蝶刀法切雞胸肉，將刀沿著雞胸肉的側面水平滑動刀刃，切出約 0.8 公分厚的肉片。如果厚度不均，可用肉槌輕輕拍打，以達均勻厚度。

3. 將肉片放在廚房紙巾上，以保鮮膜覆蓋然後冷藏。

4. 在小碗中打蛋，加入鹽。以叉子充分攪拌 1 至 2 分鐘，放冰箱冷藏。

5. 準備醬汁，在調理盆中混合黑糖、醬油、梅子醬和橄欖油。

|上 菜|

1. 在雞胸肉的其中一面撒上麵粉。

2. 將撒上麵粉的那一面沾取蛋液，再沾取 **1** 的麵衣。

3. 以中火加熱一個不沾鍋。加入 1 茶匙的橄欖油。

4. 把沾有麵衣那面的雞肉朝下放入鍋中。接觸到鍋子時，應該會發出嘶嘶聲。調降溫度並煎至麵包粉側呈金黃色，大概需要 2 至 3 分鐘。

5. 翻面並再煎 30 秒，將另一面煎熟。

6. 靜置 2 至 3 分鐘。

7. 在調理盆中混合胡蘿蔔、大白菜、小黃瓜、香菜和梨子。

8. 倒入醬汁調味並攪拌。

9. 視口味可另外加鹽調味。

10. 把沙拉盛在盤子上。

11. 把煎熟的雞胸肉切成細條狀，放到沙拉上方。

(NOTE) 主廚筆記

◆ 「Julienning」是法文術語，意思是把食物切成「小火柴狀」。理想的大小應該是長 2 英吋（約 5 公分）、厚 1/8 英吋（約 0.3 公分）。

◆ 在沾取麵衣前，先把雞胸肉沾上麵粉有助於麵包粉附著。我只喜歡沾一面雞胸肉，因為我主要只烹調沾著麵包粉的那一面。否則，雞胸肉會過熟且乾掉。

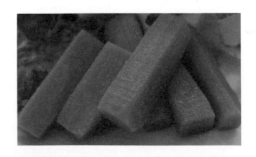

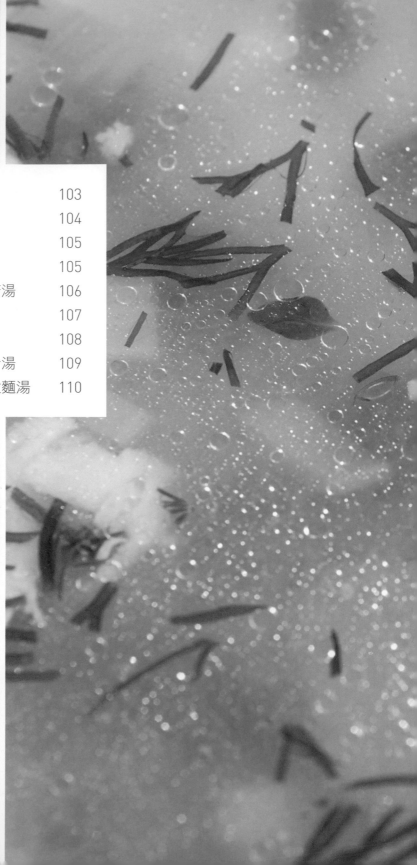

湯品
SOUPS

蔬菜大麥雞湯

分量
12

每份營養標示

熱量	194 大卡
蛋白質	25 克
碳水化合物	14 克
脂肪	4 克

材料

全雞　　　　　　　　　　　　　1 隻
（約 3 磅 / 1350 克，去除雞皮和雞翅尖，切成四塊
或整隻使用）

胡蘿蔔　　　　　　　　　　　　2 杯
（去皮、洗淨，切成約 0.5 公分的小方塊）

愛達荷馬鈴薯　　　　　　　　　1 顆
（約 350 克，去皮並切成約 0.5 公分的小方塊）

大麥　　　　　　　　　　　　　1 杯

蒔蘿（選擇性添加）　　　　　　10 枝

月桂葉　　　　　　　　　　　　4 片

百里香（洗淨後用麻繩束在一起）　10 枝

芹菜　　　　　　　　　　　　　1 根
（洗淨並切成約 0.8 公分的小方塊）

歐洲防風草　　　　　　　　　　1 杯
（去皮並切成 0.5 公分的小方塊）

鹽　　　　　　　　　　　　　　1 大匙

作法

1. 在一個大型燉鍋中，放入雞肉、胡蘿蔔、馬鈴薯、大麥、蒔蘿、月桂葉、百里香、芹菜和歐洲防風草。

2. 倒入開水，水量要至少蓋過雞肉 3 至 4 公分。

3. 煮沸並持續慢燉約 45 分鐘到 1 小時。

4. 取出雞肉，放置在砧板上。

5. 雞肉冷卻後，剔除所有骨頭，把肉切小塊或撕成一口大小。

6. 把處理好的無骨雞肉放回湯中。

7. 視需要加入更多高湯或水，因為烹煮時水分可能會蒸發。

8. 視口味添加鹽調味。

9. 立刻上桌，或是冷卻到室溫後放入冰箱冷藏，最多可以保存 5 天。

(NOTE) **主廚筆記**

◆ 這道湯也可以冷凍保存。放涼到室溫後，倒入可冷凍的保鮮盒中，然後放入冷凍庫。

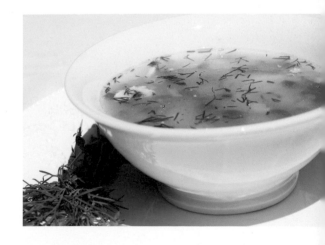

完美 pH 值豌豆湯

分量
6

每份營養標示

熱量	310 大卡
蛋白質	22 克
碳水化合物	52 克
脂肪	3 克

材料

去皮豌豆仁 （浸泡在冷水中冷藏一晚）	1 磅／454 克
雞高湯	2 夸脫／1893 毫升
義大利生火腿 （去除脂肪，切成短條狀）	4 片（2 盎司／57 克）
百里香	3 枝
月桂葉	2 片
鹽（可視口味增量）	1 茶匙
脫脂酸奶油	2 大匙
白麵包 （去邊，切成約 0.5 公分的小方塊）	3 片

作法

1. 在中型湯鍋裡放入瀝乾水分豌豆、生火腿和雞高湯。燉煮至沸騰。
2. 用麻繩將百里香和月桂葉束起來，掛在鍋子的把手上再入鍋，以方便取出。燉煮約 45 分鐘。
3. 取出百里香和月桂葉。
4. 使用手持攪拌器、果汁機或食物研磨器，把湯攪打成絲綢般滑順的口感。
5. 加鹽調味。（通常只需要一點點，因為生火腿已經相當鹹。）
6. 直接享用或放涼之後再吃。
7. 烤箱預熱到 325℉（約 163℃）。放入麵包丁烤至金黃色。放涼至室溫。

上菜

1. 把湯重新加熱，不時以木勺攪拌。
2. 如有需要，可添加雞高湯調整稠度。
3. 盛入湯碗，以麵包丁和 1 茶匙脫脂酸奶油做裝飾。
4. 也可以使用竹籤將在湯表面的酸奶油上畫出美麗的圖案。

(NOTE) 主廚筆記

◆ 如果沒有時間浸泡豌豆，也可以用熱水汆燙去皮。先不要加鹽，因為會干擾豌豆的軟化並減慢烹煮過程。（所有豆類皆如此。）
◆ 請用小火慢燉豌豆，否則鍋底可能會燒焦。
◆ 我喜歡以低溫（300–325℉，約 149–163℃）烘烤麵包丁，以降低燒焦的風險。
◆ 這鍋湯會愈煮愈濃稠。可以再添加雞高湯以調整其稠度。
◆ 請小心：由於澱粉的稠度，這鍋湯於再加熱的過程中容易燒焦。
◆ 這個食譜幾乎沒有脂肪，因為我們一開始就已經把生火腿的脂肪去除。
◆ 百里香和月桂葉被稱為法式香草束（Bouquet Garni），它們看起來就像一束小草藥。

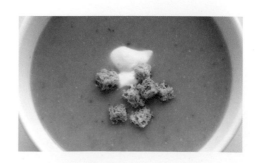

黑豆香菜湯

分量
3

每份營養標示

熱量	72 大卡
蛋白質	4 克
碳水化合物	11 克
脂肪	1 克

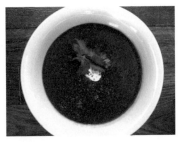

材料

罐裝黑豆 （瀝乾並用熱水沖洗）	8 盎司／227 克
雞高湯	1 品脫／473 毫升
香菜 （洗淨、去除根部，連同莖一起切成細末）	1/2 杯
鹽（調味用）	適量
脫脂酸奶油（裝飾用）	1 大匙

｜作法｜

1. 用中型湯鍋煮沸雞高湯。加入黑豆、香菜和鹽，以小火燉煮 30 分鐘。
2. 以手持攪拌器攪打至喜好的稠度。
3. 視需要調味，盛入湯碗中，每份以 1 茶匙脫脂酸奶油和一小支香菜點綴。

(NOTE) **主廚筆記**

◆ 香菜莖可以為這道湯帶來很棒的風味。
◆ 如果湯過於濃稠，則添加更多雞高湯。

慢燉黑豆湯

分量
6

每份營養標示

熱量	261 大卡
蛋白質	17 克
碳水化合物	48 克
脂肪	1 克

材料

乾燥綜合豆 （浸泡在冷水中一小時。瀝乾）	1 磅／454 克
雞高湯	約 950 毫升
香菜 （洗淨、去除根部，連同莖一起切成細末）	1 杯
鹽（調味用）	適量
脫脂酸奶油（裝飾用）	適量

｜作法｜

1. 煮沸雞高湯，加入綜合豆和香菜。以小火燉煮 90 分鐘。
2. 以手持攪拌器攪打至喜愛的稠度。
3. 視需要調味，盛入湯碗中，每份以 1 湯匙脫脂酸奶油和一小支香菜點綴。

(NOTE) **主廚筆記**

◆ 香菜莖可以為這道湯帶來很棒的風味。
◆ 因為使用乾燥的豆子，這道湯的烹煮時間是豌豆湯食譜的兩倍。
◆ 一開始不加鹽，否則豆子無法確實煮透。
◆ 如果湯過於濃稠，則添加雞高湯。
◆ 也可以添加煙燻瘦肉增添風味。

嫩煎牛肝菌菇豌豆湯

分量
10

每份營養標示

熱量	96 大卡
蛋白質	5 克
碳水化合物	12 克
脂肪	3 克

碗豆湯的材料

小豌豆 （也可用一般大小的豌豆）	3 杯（1 磅 / 454 克）
雞高湯	1 品脱 / 473 毫升
全脂牛奶	6 大匙
黑糖	1 大匙

嫩煎牛肝菌菇的材料

乾牛肝菌菇 （浸泡在溫水中 10 分鐘並瀝乾）	1/2 杯
奶油	2 大匙
鹽（調味用）	適量

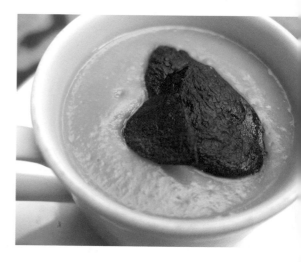

豌豆湯的作法

1. 將雞高湯煮沸。
2. 加入豌豆和黑糖，悶煮約 15 分鐘。
3. 放入果汁機中攪打約一分鐘，然後加入牛奶調整至自己偏愛的稠度。
4. 視需要調味。

嫩煎牛肝菌菇的作法及上菜

1. 小平底鍋以小火加熱。放入奶油和牛肝菌菇，約煎兩分鐘，直到牛肝菌菇乾焦。加鹽調味。
2. 把牛肝菌菇切成小塊，約 0.5 公分。
3. 把湯盛入小杯子中（冷熱皆宜）。
4. 表面撒上牛肝菌菇。
5. 立刻享用。

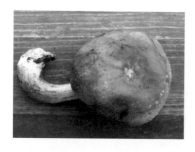

(NOTE) **主廚筆記**

◆ 這道美味的湯品可以作爲晚餐的開胃湯。冬天喝熱的，夏天喝冷的。

新鮮蘑菇湯

分量
6

每份營養標示

熱量	63 大卡
蛋白質	6 克
碳水化合物	14 克
脂肪	1 克

材料

蘑菇	1 磅 / 454 克
全脂牛奶	0.5 跨脫 / 473 毫升
雞高湯	0.5 跨脫 / 473 毫升
月桂葉	2 片
百里香	3 枝
鹽（調味用）	適量
帕瑪森起司（磨碎）	2 茶匙
平葉巴西里 （去莖，切成細末並以廚房紙巾吸乾水分）	4 支
白麵包（可去邊）	2 片

作法

1. 以冷水清洗蘑菇 2 ～ 3 次，直到用來清洗的水清澈為止（蘑菇裡面通常會有沙子）。

2. 將蘑菇的菇柄從下方切除約 1 公分，縱切兩半，再切成非常薄的薄片。

3. 在湯鍋中倒入牛奶、雞高湯、百里香和月桂葉，煮至沸騰。加入蘑菇，燉煮約 40 分鐘。

4. 取出百里香和月桂葉。使用果汁機以高速攪打至滑順的稠度。

5. 加鹽調味，把湯盛入碗中，撒上磨碎的帕瑪森起司和切碎的巴西里。

NOTE **主廚筆記**

◆ 清洗蘑菇時不要直接倒掉碗裡的水，因爲一些塵土會再次附著到蘑菇上。清洗蘑菇的最佳方法是使用兩個碗，一個碗裝滿水，放入蘑菇，然後搖動。把蘑菇取出放入空碗。接著把第二個碗裝滿水，重複相同步驟，直到蘑菇洗淨。

◆ 以果汁機高速攪打可以在不添加任何奶油或脂肪的情況下，使湯品呈天鵝絨般滑順的口感。手持攪拌器也可以，但不會那麼滑順。

◆ 如果湯太稀，把一或兩片白麵包（去邊）加入完成的湯品中混合。麵包中的澱粉會使湯稍微濃稠一些。

◆ 如果你喜歡湯的口味更重，可以另外添加一大匙乾蘑菇。

◆ 你也可以用嫩煎蘑菇片（用 1 大匙橄欖油或奶油將切片的蘑菇煎至焦糖化）來裝飾這道湯。焦糖化（棕色）的蘑菇可以增添濃郁的土壤風味。

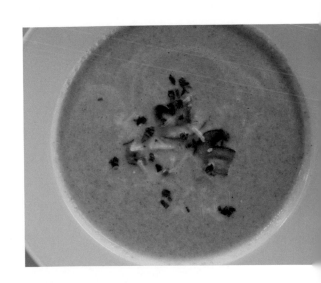

胡蘿蔔馬鈴薯湯

分量
4

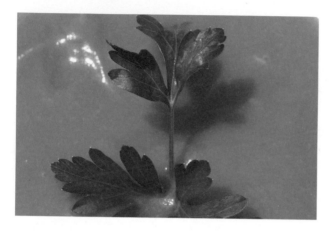

每份營養標示

熱量	64 大卡
蛋白質	1 克
碳水化合物	14 克
脂肪	1 克

材料

胡蘿蔔	1 磅 / 454 克
（去皮、切成約 1 公分的小方塊）	
愛德荷馬鈴薯	12 盎司 / 340 克
（去皮，切成約 2.5 公分的小方塊）	
雞高湯	1 夸脫 / 946 毫升
薑	1 大匙
（去皮並切成約 0.5 公分的小方塊）	
新鮮巴西里	1 大匙
（清洗、去莖並切成細末，用廚房紙巾吸乾水分）	

|作法|

1. 把胡蘿蔔、馬鈴薯、雞高湯和薑放入一個大型的湯鍋中。以低溫燜煮約 40 分鐘。

2. 用果汁機攪打至滑順。視需要調味。

3. 盛入碗中，以巴西里裝飾。

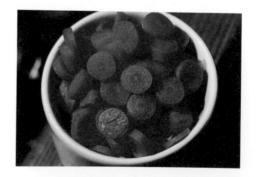

(NOTE) **主廚筆記**

◆ 如果湯過於濃稠，則加入雞高湯調整。

美味哈密瓜西班牙冷湯

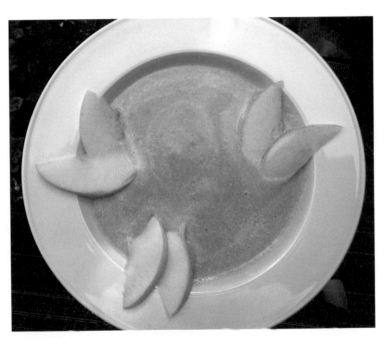

每份營養標示

熱量	180 大卡
蛋白質	2 克
碳水化合物	41 克
脂肪	1 克

材料

哈密瓜	2 杯（1 磅／454 克）
（去皮、去籽，切成約 2.5 公分的小方塊）	
黑糖或龍舌蘭蜜	3 大匙
白波特酒	2 大匙
肉豆蔻粉（磨碎）	適量

作法

1. 混合哈密瓜、糖和波特酒。放入冰箱冷凍約 4 小時。

2. 以果汁機攪打。

3. 撒上肉豆蔻粉。

4. 立刻盛入烈酒杯或小杯子。

NOTE 主廚筆記

◆ 這是一道清爽的夏日湯品。如果要作為甜點享用，攪拌時加入更多冰塊卽可。

◆ 你也可以使用哈密瓜香甜酒，但是白色波特酒可以讓這道湯品維持漂亮的淺黃綠色。

潔米醫生的中式米粒麵湯

分量
14

每份營養標示

熱量	64 大卡
蛋白質	1 克
碳水化合物	14 克
脂肪	1 克

材料

香菇（切片）	4 盎司 / 113 克
褐色蘑菇 （選用小顆的蘑菇，切成 4 等份）	4 盎司 / 113 克
雞高湯塊 （素食者可以使用蔬菜湯塊）	3 個
水	10 杯
醬油	1 大匙
乾黑木耳	1/2 小盒
乾干貝	1 杯
米粒麵（Orzo）	1 杯
海鹽	1～2 茶匙
香菜（選擇性添加）	1/2 杯
菠菜（選擇性添加）	1 把

作法

1. 製作這道湯的當天早上（若早上烹煮則前一晚浸泡），把乾干貝和乾黑木耳放入大碗中，加入熱水。幾分鐘後，把水倒掉並加入新的熱水。這個步驟可以幫助去除一些鹽份。

2. 傍晚，瀝乾干貝和黑木耳。黑木耳切小塊。

3. 將米粒麵和鹽之外的其餘材料混合，不加鍋蓋煮至沸騰。

4. 悶煮 30 分鐘，加入米粒麵和鹽調味。

5. 煮至稍微沸騰，不時攪拌；再悶煮 20 至 30 分鐘。

6. 最後加入菠菜和香菜。

7. 盛入杯子或湯碗中。

(NOTE) **主廚筆記**

◆ 住在紐約的好處是我可以去中國城購買特殊食材，製作美味的大鍋菜。

◆ 我通常會在週五晚上煮好這道湯，如此一來我可以享受整個週末。

◆ 我偏好北海干貝，因為它們比較大且價格合理。通常我會一次買一磅，這分量可以煮 2、3 鍋的湯。

◆ 我也喜歡黑木耳獨特的嚼勁和脆脆的口感。

◆ 米粒麵是一種義大利麵，煮熟後看起來就像巨型的柔軟米飯。它可以把簡單的湯品變為令人滿足的大鍋菜。

◆ 這道菜結合了絕佳的味道和口感，而且幾乎不含脂肪。

◆ 有時候，我會分別加入新鮮菠菜、香菜或火雞胸肉丁，或是全部都加。

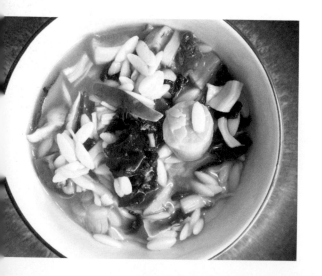

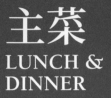

主菜
LUNCH & DINNER

煎炒蝦仁天使麵

分量
4

每份營養標示

熱量	578 大卡
蛋白質	34 克
碳水化合物	84 克
脂肪	13 克

材料

蝦（去殼並清除內臟）	1 磅 / 454 克 （約 16 至 20 隻）
天使麵（Capellini）	約 340 克
荷蘭豆 （切除尖端，再斜切成約 2.5 公分長的菱形）	1 磅 / 454 克
胡蘿蔔 （去皮並切碎，或用蔬果切片器切成細條狀）	1 杯
雞高湯	1 杯
蛤蜊汁（Clam juice）	1 瓶（8 盎司 / 227 克）
百里香（洗淨並去除莖，切成細末）	5 枝
巴西里（洗淨並去除莖，切成細末）	1/2 杯
芝麻（烤至琥珀色）	2 茶匙
特級初榨橄欖油	2 大匙

作法

1. 在大型燉鍋裡裝滿水，煮沸後加鹽。

2. 天使麵下鍋煮約 3 至 4 分鐘。瀝乾。

3. 在不沾鍋中倒入 1 大匙的橄欖油加熱。蝦子下鍋，煎至蝦肉兩面不透明，大約 4 至 6 分鐘。取出蝦子，保持溫熱。

4. 瀝乾多餘的油，再加入第二匙的油。將荷蘭豆和胡蘿蔔煎炒約一分鐘。

5. 加入蛤蜊汁、雞高湯、百里香、巴西里和一半的芝麻並煮沸。

6. 加入義大利麵和蝦仁，均勻翻炒。視需要添加鹽調味。

7. 盛入湯碗或深盤，撒上剩餘的芝麻。

8. 用幾隻蝦和一枝百里香做裝飾。

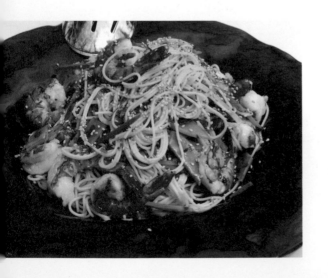

NOTE 主廚筆記

◆ 重要的是把蝦肉煎到恰好變成不透明的狀態。否則蝦子的水分會流失並變得過熟。

◆ 我使用橄欖油，它可以為料理增添風味。加入蛤蜊湯時，我會在鍋裡留下一些油。

燕麥迷迭香鮭魚

分量
4

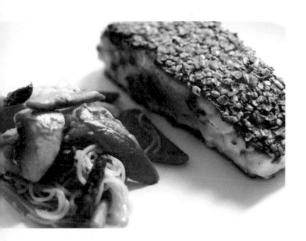

每份營養標示

熱量	431 大卡
蛋白質	50 克
碳水化合物	6 克
脂肪	21 克

材料

鮭魚排（去除皮和魚刺）	2 磅 / 907 克
	（每塊約 8 盎司 / 227 克）
檸檬皮	1 茶匙
白味噌醬	1 大匙
迷迭香（去莖，切成細末）	10 枝
乾燕麥片	5 大匙
芥花油	1 大匙

作法

1. 在一個小碗中，混合檸檬皮、味噌醬和迷迭香。

2. 將 1 刷在鮭魚上，蓋上保鮮膜，放入冰箱冷藏 5 分鐘或最多兩小時。

上菜

1. 從冰箱中取出鮭魚。

2. 將盛盤時朝上的那一面（通常是有魚刺的一面）浸入燕麥片中，燕麥片會貼附在味噌醬上。

3. 用中火加熱大型不沾鍋，倒入芥花油，當油熱到發出嘶嘶聲時，放入鮭魚。稍微調降溫度，煎到燕麥片變成金黃色，大約 5 至 7 分鐘。

4. 用不沾鍋鏟翻面，再煎 5 分鐘。

5. 起鍋擺在紙巾上，吸除多餘油脂。

6. 搭配生菜沙拉，或是自己偏愛的蔬菜一起盛盤。

NOTE **主廚筆記**

◆ 除了鮭魚，這道料理也可以用銀鱈、北極紅點鮭或干貝製作。

◆ 如果鮭魚來自有信譽的魚市場，烹調時可以讓鮭魚中心呈透明的半熟狀，保持其濕潤的質地。

◆ 味噌醬、迷迭香和檸檬皮是風味來源。芥花油無法增加風味，所以我們把鮭魚放在兩張廚房紙巾上，吸除多餘油脂。

◆ 確保烹調前再將鮭魚浸在燕麥片中，否則燕麥片會變得濕軟。

◆ 過度烹煮鮭魚（或任何魚）會使肉質變乾。

干貝青醬筆管麵

每份營養標示

熱量	514 大卡
蛋白質	38 克
碳水化合物	82 克
脂肪	4 克

干貝的材料

大干貝 （去掉邊緣堅硬的小肌肉）	12 個（1 磅 / 454 克）
橄欖油	2 大匙

青醬的材料

雞高湯	2 杯
羅勒 （去莖，清洗三次或直到沒有沙子殘留）	2 杯
帕瑪森起司（磨碎）	3 大匙
煮熟的白腰豆 （或 1 杯罐頭白腰豆，瀝乾）	1 杯

干貝的材料

筆管麵（Barilla 或 DeCecco）3/4 磅 / 340 克	

青醬的作法

1. 在果汁機中放入羅勒和 1 杯雞高湯。
2. 攪打至滑順後，加入白腰豆和帕瑪森起司。
3. 再次攪打直到滑順。
4. 裝入密封容器中保存。

義大利麵的作法

1. 燒一鍋水，沸騰後加入鹽。
2. 把筆管麵放入沸水中煮至彈牙，約 7 至 10 分鐘。瀝乾水分，放旁備用。

上菜

1. 用紙巾將干貝拍乾。撒些鹽調味。
2. 用中火加熱炒鍋，倒入橄欖油。
3. 輕輕地放入干貝。下鍋時應該會聽見響亮的嘶嘶聲，但不會冒煙或濺油。以中火煎約 3 分鐘或直到干貝變成金黃色。
4. 翻面，再煎 3 分鐘左右。視情況調整火候。
5. 取出並放在紙巾上瀝油。放在能讓干貝保持溫熱的地方。
6. 把鍋裡的油倒掉。
7. 加入 1 杯雞高湯，以高湯稀釋鍋底的干貝汁。
8. 加入青醬，然後放入煮好的義大利麵悶煮一下。如果需要的話，可以加入更多的鹽。
9. 將義大利麵放入湯碗中，放上干貝。

NOTE 主廚筆記

- 干貝的大小並不重要，但烹調時要特別留意——較小的干貝熟得更快，所以要根據其大小調整烹飪時間。
- 只有 10% 的食用油被計入總熱量中，因為其中大部分在烹調後就倒掉了。
- 干貝不應該有大海的味道！它們應該要有一種鮮甜的中性氣味。使用新鮮或速凍干貝；這對菜餚的味道有很大的影響。
- 有時候會看見干貝側面的小突起是其足部。它實際上是一塊肌肉，用於將干貝固定在殼上。
- 如果你沒有時間用百里香和月桂葉在雞高湯中煮兩個小時的白腰豆或白芸豆，可以使用白腰豆罐頭，並在烹調前瀝乾並沖洗乾淨。
- 羅勒只能維持短時間的鮮綠色，所以請於要用之前再準備。經過冷藏的羅勒，葉綠素的氧化作用會使它變成更深的綠色。
- 我喜歡做一大批羅勒青醬，然後把它分成小部分冷凍起來，以便需要時能快速使用。

喬丹醫生的
快煮鮭魚佐迷迭香

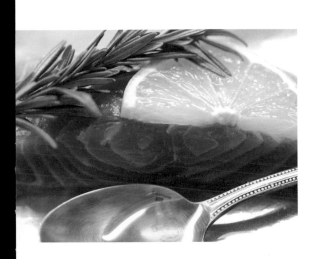

每份營養標示

熱量	514 大卡
蛋白質	38 克
碳水化合物	82 克
脂肪	4 克

材料

鮭魚排	4 片（每片 4 盎司 / 113 克）
新鮮迷迭香	4 枝
新鮮檸檬	4 片
橄欖油	1 茶匙

|作法|

1. 將每片鮭魚排皮朝下放在一張足以包裹全部鮭魚排的鋁箔紙上。

2. 將檸檬和迷迭香分別放在每片鮭魚排上，再分別淋上 1/4 茶匙橄欖油。根據口味加鹽調味。

3. 將每片鮭魚排用鋁箔紙包裹起來，然後放入烤盤中，以 350 ℉（約 176℃）烘烤 10 至 15 分鐘。

4. 上菜：從烤箱中取出，打開鋁箔紙，取出檸檬（不要擠在鮭魚排上）和迷迭香。

5. 搭配米飯和自己偏愛的清蒸蔬菜一起上桌。

(NOTE) 主廚筆記

◆ 鮭魚的準備時間約為 5 分鐘。

◆ 緊緊包裹的鋁箔紙可以確保鮭魚排蒸熟。迷迭香（或你使用的其他香草植物）和檸檬片提供極佳的味道。

◆ 不把檸檬擠在魚片上，可以避免它的酸度，卻同時享受它的味道──特別是與魚片一起蒸的檸檬皮的味道。

◆ 你也可以選擇不淋橄欖油。

◆ 我通常會蒸蘆筍、青花菜或菠菜當作搭配的蔬菜。

淡菜、義大利生火腿和茴香全麥義大利麵

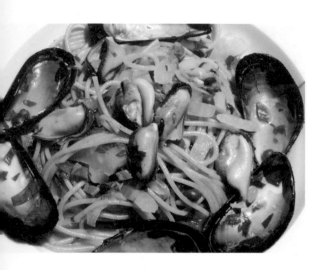

每份營養標示

熱量	430 大卡
蛋白質	32 克
碳水化合物	64 克
脂肪	7 克

材料

淡菜 （徹底洗淨，去掉殼內的足絲）	1.5 磅／680 克
新鮮茴香（切成細條狀）	1/2 顆
雞高湯	1 杯
新鮮巴西里 （洗淨並去莖，粗略切碎，用紙巾吸除多餘葉綠素）	1 杯
酸豆	2 大匙
義大利生火腿 （去掉皮和脂肪，切成非常細的條狀再切成丁）	4 片（2 盎司／57 克）
細義大利麵條 （最好為全麥）	12 盎司／340 克
毛豆仁（冷凍）	2 盎司／57 克

作法

1. 煮沸一大鍋水，加入鹽製成鹹度如海水般的鹽水。
2. 放入義大利麵並煮沸。煮約 7 分鐘後瀝乾。
3. 在一個大型燉鍋中，將茴香、義大利生火腿、毛豆、酸豆和雞高湯悶煮約 4 分鐘。將淡菜加入雞高湯中，蓋上蓋子，煮約 5 分鐘，直到淡菜完全打開。
4. 把義大利麵移到一個大的調理盆中。將淡菜和雞高湯倒於其上並充分混合。撒上巴西里做裝飾。
5. 用湯碗盛裝上菜。

 主廚筆記

◆ 義大利生火腿是逆流食療的最佳調味品和肉類之一。它具有很棒的味道和質地，而且一旦修剪掉脂肪後，脂肪含量就相當低。這道食譜只用了兩盎司，也就是大約四片。

◆ 茴香切絲時要先縱向切開，平面朝下放在砧板上，然後逆著纖維切成非常薄的薄片。蔬果薄片器很適合用來將茴香切成薄片。

◆ 如果淡菜殼在盤子裡佔了太多空間，可以把一半的淡菜去殼。如此可以使菜餚看起來更有吸引力。

◆ 我喜歡愛德華王子島（Prince Edward Island，PEI）的淡菜，因為它們通常非常乾淨。

◆ 淡菜很快就會變質。打開的淡菜應該丟棄，不過如果在輕輕敲擊之後，它們又閉合起來的話就沒有問題。

◆ 毛豆可以在亞洲超市的冷凍區找到。如果找不到，可以用一杯冷凍的皇帝豆代替，但只能煮兩分鐘。

馬克主廚的超美味
蘆筍佐羊肚菌菇燉飯

分量
2

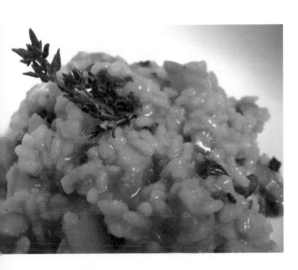

每份營養標示 （如果是開胃菜，則為 3 份）

熱量	294（196）大卡
蛋白質	15（10）克
碳水化合物	58（37）克
脂肪	3（2）克

材料

阿伯瑞歐米（Arborio）	1 杯
蘆筍　　1 束（1 磅 / 454 克）	
（頭部以下 7 至 8 公分削皮，切成約 2.5 公分長）	
乾羊肚菌或牛肝菌菇	3 大匙
（在水或蔬菜湯中浸泡一小時）	
蔬菜湯	2 杯
（或將 1 個蔬菜湯塊溶於 2 杯份的水中）	
月桂葉	2 片
百里香	4 枝
帕瑪森起司	2 大匙
鹽（調味用）	適量

作法

1. 將泡過水的羊肚菌菇從水中取出備用。保留浸泡液。

2. 將蔬菜高湯（或蔬菜湯塊和水）、百里香、月桂葉和浸泡過羊肚菌菇的水一起煮沸。煮 5 分鐘後取出月桂葉和百里香。

3. 將蘆筍放入湯中煮幾分鐘，直到熟度剛好。取出後立即泡入冷水中，以保持其綠色色澤。保留高湯。

4. 將平底鍋以中火加熱。加入米和 1/2 杯高湯煮沸，同時一邊攪拌。

5. 一旦米幾乎吸收了所有的液體，再加入 1/2 杯高湯，繼續攪拌，直到米粒呈現奶油狀且有嚼勁，大約需要 20 分鐘。如果米飯太硬或太乾，可以多加一些高湯。

6. 放入蘆筍、泡過水的羊肚菌菇和帕瑪森起司，並加鹽調味。立即裝入碗中並上桌。

NOTE **主廚筆記**

◆ 在義大利燉飯中加入 2 茶匙洛克福起司，可以為這道經典菜餚增添新意。

◆ 蘆筍的皮（頭部以下約 7 至 8 公分）往往纖維很多。削皮過後能品嘗到較佳的口感。如果要切小丁，請斜切。

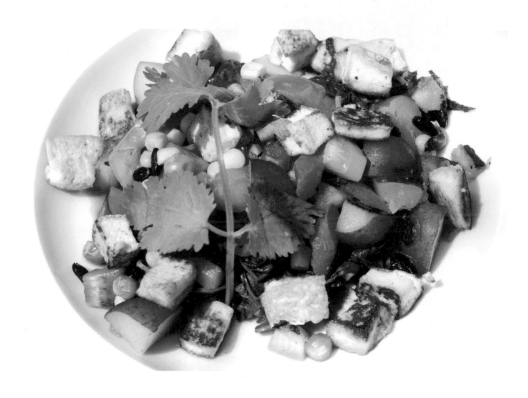

什錦蔬菜豆腐飯

分量
6

每份營養標示

熱量	274 大卡
蛋白質	15 克
碳水化合物	47 克
脂肪	4 克

米飯的材料

日本米	1 杯
蔬菜高湯	1 又 1/4 杯
鹽	1/4 茶匙

| 米飯的作法 |

將高湯煮沸。加入米、鹽攪拌，蓋上鍋蓋，用最弱的火力煮約 13 分鐘，再悶10 分鐘。

蔬菜豆腐的材料

板豆腐	1 磅 / 454 克
（切成約 1 公分的小方塊，用紙巾吸乾水分）	
橄欖油	1 大匙
胡蘿蔔	1/2 杯
（去皮並切塊，再斜切成約 1 公分厚的小方塊）	
紅皮馬鈴薯或小馬鈴薯	1 杯
（帶皮切成約 1 公分的小方塊）	
櫛瓜（去籽，切成約 1 公分的小方塊）	1/2 杯
黃櫛瓜（去籽，切成約 1 公分的小方塊）	1/2 杯
歐洲防風草	1/2 杯
（去皮，切成約 1 公分的小方塊）	
蕪菁（去皮，切成約 1 公分的小方塊）	1/2 杯
青花菜（切小朵）	1/2 杯
豌豆	1/2 杯
玉米粒	1/2 杯
雞高湯	1/2 杯
醬油	2 大匙
豆豉（在冷水中浸泡 5 分鐘並瀝乾）	1/2 杯
香菜	滿滿 1 杯
（洗淨並去莖，粗略切碎）（外加幾支用於裝飾）	

蔬菜豆腐的作法

1. 不沾鍋中倒入橄欖油，以中火加熱。放入豆腐，煎至一面呈金黃色。

2. 取出豆腐，放旁備用。用勺子撈除鍋中多餘的油脂。

3. 加入歐洲防風草、蕪菁、胡蘿蔔、馬鈴薯、1/4 杯雞高湯和一半的香菜。蓋上鍋蓋煮 5 分鐘。

4. 加入黃櫛瓜、櫛瓜、青花菜、豌豆、玉米、剩下的香菜、醬油、豆豉和剩下的 1/4 杯雞高湯。

5. 蓋上鍋蓋，再煮兩分鐘。加入煎成金黃色的豆腐，若味道太淡再用鹽調味，然後立即與米飯一起盛盤。

6. 用新鮮的香菜做裝飾。

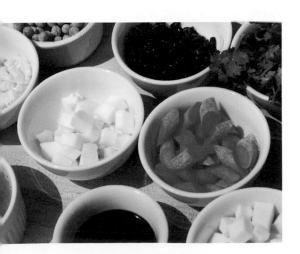

(NOTE) **主廚筆記**

◆ 確保鍋蓋密合蓋上，以便高湯和蔬菜產生的蒸汽能均勻地煮熟蔬菜。
◆ 務必用紙巾吸乾豆腐多餘的水分，否則很難煎成金黃色。
◆ 切碎的香菜提亮了整道菜的味道。
◆ 在亞洲或中國超市裡可以找到豆豉。
◆ 根莖類蔬菜需要更長的烹調時間，煮熟後會呈現鬆軟的口感。青花菜則略帶脆脆的口感。

瘋狂蘑菇燉菜

每份營養標示

熱量	226 大卡
蛋白質	10 克
碳水化合物	34 克
脂肪	7 克

材料

褐色蘑菇	3 杯（8 盎司 / 227 克）
香菇	3 杯（8 盎司 / 227 克）
蘑菇	6 杯（1 磅 / 454 克）

（所有新鮮菇類都要洗淨、擦乾、從下方切除約 1 公分的菇柄，再切成四分之一）

橄欖油	2 大匙
乾牛肝菌菇	1/4 杯

（在溫水中浸泡 10 分鐘，保留浸泡液）

紅皮馬鈴薯	1 杯

（洗淨後連皮切成約 1 公分的小方塊）

育空黃金馬鈴薯	1 杯

（Yukon gold，洗淨後連皮切成約 1 公分的小方塊）

歐洲防風草	1 杯

（去皮，切成約 1 公分的小方塊）

新鮮巴西里	1 大匙
新鮮迷迭香	1 大匙
新鮮鼠尾草	1 大匙
新鮮百里香	1 大匙
雞高湯或蔬菜高湯	1 杯
帕瑪森起司（磨碎）	2 大匙
鹽（調味用）	1 又 1/2 茶匙

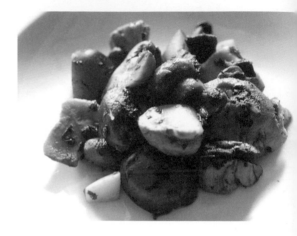

作法

1. 用大火加熱炒鍋。倒入橄欖油，將所有菇類下鍋翻炒。

2. 菇類炒到呈金黃色後，加入馬鈴薯、歐洲防風草、巴西里、迷迭香、鼠尾草、百里香和雞高湯。煮沸後將火力調弱，繼續悶煮。蓋上鍋蓋。馬鈴薯會需要 10 至 15 分鐘的烹煮時間。

3. 盛入碗或燉盅裡，撒上帕瑪森起司。

4. 立即盛盤享用。

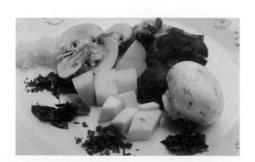

NOTE 主廚筆記

◆ 所有新鮮香草都應該去掉莖部、粗略切碎。

◆ 烹調蘑菇時不要過度搖動鍋子，蘑菇出水會導致沸騰，無法煎成漂亮的棕色。

◆ 烹煮時若蒸發過多湯汁，可視需要添加。

◆ 使用蔬菜高湯時，就是一道很好的素食餐點。

營養滿分燉雞腿鍋

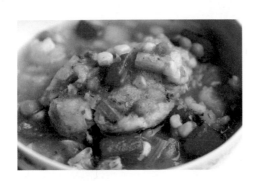

每份營養標示

熱量	295 大卡
蛋白質	21 克
碳水化合物	41 克
脂肪	4 克

材料

雞大腿	4 支（2 磅 / 907 克）
胡蘿蔔（去皮並切成約 1 公分的小方塊）	1 杯
芹菜（去皮並切成約 1 公分的小方塊）	1 杯
馬鈴薯 （去皮並切成約 1 公分的小方塊；放在冷水中以防止氧化）	3 杯
雞高湯	4 杯
冷凍豌豆	1 杯
冷凍玉米粒 （如果正值夏季或秋季，則使用新鮮玉米粒）	1 杯
龍蒿（去莖並切成細末）	4 枝
巴西里（去莖並切成細末）	4 枝
燕麥片 （如果喜歡濃稠口感可增量）	1/2 杯
月桂葉	4 片
百里香	4 枝
丁香粒	2 顆（或 1/8 茶匙的粉末）
肉豆蔻粉	少許

作法

1. 雞腿去皮，放入大湯鍋裡。
2. 加入芹菜、胡蘿蔔、馬鈴薯和玉米。
3. 加入雞高湯，蓋過食材並煮沸。
4. 撈除浮在水面的雜質。
5. 煮沸並再次撈出浮在水面的雜質 *。
6. 加入月桂葉和白里香，可用粗麻繩捆綁或放入棉布料理袋，方便烹調後取出。
7. 加鹽調味，再放入肉豆蔻和丁香。
8. 悶煮約 45 分鐘。加入燕麥片。如果使用即溶燕麥片，會更快變濃稠。
9. 食用前 5 分鐘加入豌豆、龍蒿和巴西里。用燉盅或湯碗盛裝。

   ＊肉再煮沸的過程中，液體蛋白質（白蛋白）會凝固並浮在湯的表面。

📝 主廚筆記

◆ 這是一道豐盛的冬季菜餚，沒有脂肪或洋蔥。
◆ 如果你不喜歡雞大腿，可以使用雞胸肉或整隻雞。雞胸肉在長時間烹調後容易變乾。雞大腿長時間烹煮仍能保持多汁，是由於其被稱爲「銀皮」的白色纖維組織或結締組織在烹調時會變成明膠。
◆ 如果你喜歡馬鈴薯有一點咬勁，可以使用蠟質型馬鈴薯（紅皮或小馬鈴薯）。我使用愛達荷州馬鈴薯，由於其澱粉含量高，它也會使燉菜變稠。
◆ 請注意豌豆要最後再加入。它們只需要很少的烹煮時間，並爲這道菜增添了誘人的色彩。豌豆的烹煮時間需少於 5 分鐘。
◆ 切碎的龍蒿和巴西里在上菜前才加入燉菜中，使其具有新鮮的味道。
◆ 在法國，傳統的燉肉料理（Blanquette）是使用小牛肉。

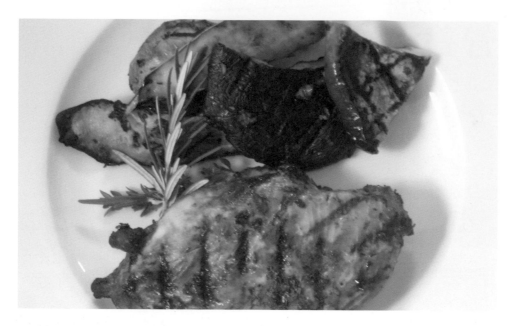

醃製烤雞胸肉

<table>
<tr><td>分量</td></tr>
<tr><td>4</td></tr>
</table>

每份營養標示

熱量	261 大卡
蛋白質	38 克
碳水化合物	28 克
脂肪	2 克

雞肉的材料

雞胸肉（去皮、去骨，切除雞柳和脂肪）	4 塊
醬油	1 杯
黑糖	1 大匙
新鮮羅勒 （洗淨瀝乾，葉與莖分開，粗略切碎）	2 大匙
新鮮百里香 （洗淨瀝乾，葉子與莖分開，切成細末）	2 大匙
新鮮迷迭香 （洗淨瀝乾，葉與莖分開，切成細末）	2 大匙
油	1 大匙
優格	1/2 杯

烤蔬菜的材料

櫛瓜 （切除兩端，再斜切成約 0.5 公分厚）	2 杯（0.5 磅 / 227 克）
黃南瓜 （切除兩端，再斜切成約 0.5 公分厚）	2 杯（0.5 磅 / 227 克）
蘑菇 （洗淨並瀝乾，切掉約 0.5 公分的菇柄）	3 杯（0.5 磅 / 227 克）
紫色西西里茄子 （切除兩端，再斜切成約 0.5 公分厚）	2 杯（0.5 磅 / 227 克）
用於清潔烤架的油 （在使用前用抹布輕輕浸泡油並擦拭烤架）	2 大匙

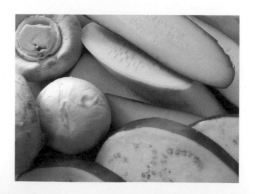

| 雞肉的做法 |

1. 在調理盆中加入醬油、糖、羅勒、百里香、迷迭香、油和優格攪拌均勻。

2. 將雞肉放入密封袋中，加入一半 **1** 的醃漬液。

3. 擠出多餘的空氣後將袋子密封，並存放在冰箱裡。

4. 每隔一小時翻動袋子，讓醃漬液均勻浸泡整塊肉。

5. 醃漬 2 至 12 小時。

| 烤蔬菜的作法 |

1. 將切片蔬菜放入一個大的密封袋中。

2. 加入另一半醃漬液，擠出多餘的空氣，密封並保存在冰箱裡。

3. 每隔一小時翻動袋子，讓醃漬液均勻浸泡蔬菜。

4. 醃漬時間不要超過 2 小時。

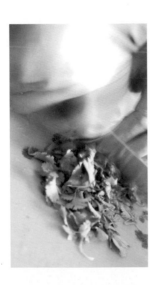

| 上菜 |

1. 預熱烤架或烤盤，接著用鋼絲刷刷洗烤架。

2. 將抹布沾一些油，擦拭刷過的烤架。

3. 將雞胸肉和蔬菜從密封袋中取出。

4. 在濾盆中瀝乾，再用紙巾拍乾。

5. 把雞肉和蔬菜放在烤架上，烤至金黃色，然後翻面。

6. 再烤幾分鐘至金黃色，再翻一次或兩次，確保至少在雞肉和蔬菜的其中一面有菱形的烤痕。

7. 如果雞肉有出現漂亮的烤痕，但是還沒有完全烤熟，可以用烤箱或烤架上溫度較低的地方繼續烤熟。

8. 將雞肉盛盤，一旁擺上各種顏色對比的蔬菜，立即享用。

(NOTE) 主廚筆記

◆ 在用抹布擦拭烤架時，殘留的碳會使其變黑。烤架應該要冒煙，但不燃燒；如果燃燒，表示抹布上的油太多了。請用另一條油少的抹布再次擦拭。

◆ 把蘑菇的菇柄切掉 0.5 至 1 公分，可以使其受熱更均勻。因為蘑菇是平放在烤架上，這樣可以讓它們更均勻地暴露在熱源下。

◆ 由於添加了優格，如果將雞肉醃漬一夜會更鮮嫩。

◆ 這種醃漬方法也很適合用來醃漬薄的裙帶牛排（Skirt steak）。

◆ 為了避免細菌交叉感染，不要重複使用雞肉醃漬液。

◆ 肉和蔬菜的燒烤時間取決於烤架的溫度。

雞排佐義大利生火腿

分量
2

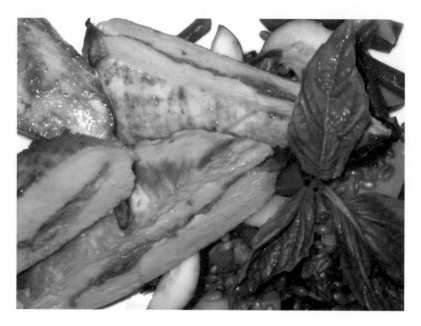

每份營養標示

熱量	267 大卡
蛋白質	26 克
碳水化合物	21 克
脂肪	10 克

雞肉的材料

雞胸肉（去骨、去皮）	1 塊
	（12 盎司／340 克）
進口義大利生火腿（切除脂肪）	2 片
橄欖油	2 大匙
大蒜	1 瓣
（去皮並切成兩半，爆香後即可取出）	

烤蔬菜的材料

櫛瓜	1 杯
（縱向切成兩半並切成半月形薄片）	
四季豆（切除兩端）	2 杯（8 盎司／ 227 克）
雞高湯	2 杯或更多
新鮮羅勒	10 片
（洗淨擦乾，去掉莖上的葉子，切成細末）	
歐洲防風草	1 杯
（去皮，縱向切成兩半並切成薄片）	
胡蘿蔔	1/2 杯
（去皮，切成約 0.8 公分的小方塊）	
大麥	3/4 杯
鹽（調味用）	適量

雞肉的做法

1. 將整塊雞胸肉切成兩半，平放在砧板上。橫向剖開，一塊雞胸肉將變成兩片薄雞排。

2. 在其中一片雞排上放一片義大利生火腿，再蓋上另一片雞排，讓義大利生火腿在中間形成夾餡。

3. 另一塊雞胸肉重複上述步驟。

4. 用肉槌或廚師刀的刀面，輕輕拍打雞排，使其與義大利生火腿緊黏。

5. 尚未烹調前先蓋上保鮮膜並冷藏。

烤蔬菜的作法

1. 雞高湯用中型湯鍋煮沸。加入四季豆，煮至熟度剛好，約 7 分鐘。瀝乾並保留高湯。

2. 用與四季豆相同的方法煮櫛瓜（約 30 秒）、歐洲防風草（3 至 4 分鐘）和胡蘿蔔（4 至 5 分鐘）。每次皆瀝乾並保留高湯。

3. 用同樣的高湯煮大麥（約 15 至 20 分鐘）。將大麥煮到彈牙，瀝乾備用。

(NOTE) **主廚筆記**

◆ 煮蔬菜時雞高湯會蒸發，所以多準備一點很重要。如果高湯很夠味，也可以加水代替。

◆ 雞排可以提前一天準備。包上保鮮膜並冷藏。

◆ 切羅勒時必須使用鋒利的廚師刀，否則它會被壓碎並迅速變黑。

◆ 大麥需要 15 至 20 分鐘才能煮熟。你也可以用小麥代替，小麥需要煮 30 至 40 分鐘，而且有一點嚼勁。

◆ 爆香過的大蒜應該丟棄。它能帶來烤大蒜的味道，但實際上並不會在食物中留下大蒜。

◆ 確保一次只煮一種蔬菜，因為每一種蔬菜的烹調時間不同。

◆ 煮過蔬菜的高湯也可以享用。

上菜

1. 用中火加熱不沾鍋，加入橄欖油和大蒜。將大蒜煎至金黃色。

2. 取出大蒜，立即將雞胸肉放入鍋中。煎大約 2 至 3 分鐘，然後翻面。再煎 1 至 2 分鐘。完成後，取出備用。鍋裡的油不要倒掉。

3. 在同一鍋中，加入櫛瓜、歐洲防風草、胡蘿蔔、四季豆和大麥。用中火加熱。

4. 如果蔬菜看起來很乾，可以加一些雞高湯。大麥很容易吸收水分。

5. 當蔬菜變熱後，視口味加鹽調味。把蔬菜疊成一個小丘狀放在盤子中。將雞排縱向切成兩半，放在最上面。

6. 用切碎的羅勒葉做裝飾。

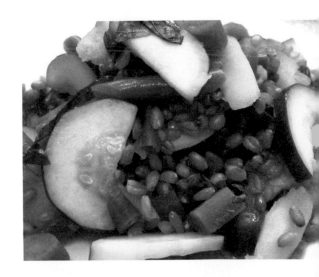

烤火雞胸肉佐日本茄子

分量
4

每份營養標示

熱量	366 大卡
蛋白質	59 克
碳水化合物	22 克
脂肪	7 克

烤火雞胸肉的材料

火雞胸肉	4 片（每片 8 盎司／227 克）
味噌醬	2 大匙
蜂蜜	2 大匙
新鮮鼠尾草（洗淨並去莖，切成細末）	2 大匙

日本茄子的材料

日本茄子	1 磅／454 克
（切除兩端，縱向切成兩半，然後斜切片成約 1 公分）	
橄欖油	1 大匙
醬油	1 大匙
梅子醬	2 大匙
新鮮羅勒（洗淨並去莖，切成細條狀）	2 大匙

火雞胸肉的作法

混合蜂蜜、味噌和切碎的鼠尾草。加入火雞胸肉，醃漬 15 分鐘至數小時。

日本茄子的作法

1. 炒鍋用中火加熱。放入橄欖油和茄子，煎至金黃色。煎的時候要一邊翻動，以避免燒焦。
2. 茄子變成金黃色後，加入醬油、梅子醬和羅勒。蓋上鍋蓋，再慢慢煮 5 分鐘。保持溫熱。
3. 立即與火雞胸肉一起盛盤。

上菜

1. 用中火加熱烤盤。使用清潔烤爐的刷子刷烤盤，並用沾有少量油的抹布擦拭。烤盤應該要冒煙，但不會燃燒，燃燒表示抹布的油太多，請用另一條油少的抹布重新擦拭。
2. 將火雞胸肉上的水分用紙巾拍乾。
3. 放在烤盤上烤 1 分鐘。
4. 用夾子夾起火雞胸肉，將其從原來的位置旋轉幾度以形成菱形的烤痕。
5. 另一面重複同樣的步驟。

(NOTE) 主廚筆記

◆ 我喜歡把火雞胸肉烤到在切片時可以看到淺粉紅色的程度。否則，肉會變得又乾又白。
◆ 烹調結束後，讓火雞胸肉靜置 5 分鐘，使火雞胸肉的肉汁均勻分佈。在烹飪過程中，肉汁會集中到肉的中間。

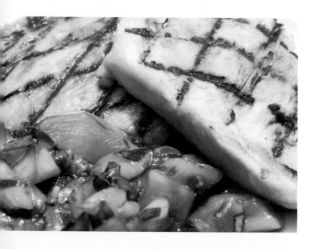

國境之南風味雞肉

分量
4

每份營養標示

熱量	301 大卡
蛋白質	30 克
碳水化合物	34 克
脂肪	5 克

材料

全麥墨西哥薄餅（直徑 20 公分）	4 片
雞胸肉（去骨、去皮）	12 盎司 / 340 克
孜然	1 茶匙
香菜葉（洗淨並去莖，粗略切碎）	1/4 杯
萊姆皮（用刨刀刮下）	1/4 茶匙
脫脂酸奶油	3 大匙
玉米	1 根
（取玉米粒，在雞高湯中悶煮 5 分鐘，然後瀝乾水分）	
罐裝黑豆（瀝乾）	1 杯

作法

1. 將萊姆皮和酸奶油混合均勻。加入孜然、雞肉和一半的香菜。醃漬 20 分鐘至 3 小時。

2. 預熱烤架。烤架用刷子刷過，再以沾了少許油的抹布擦拭。如果火焰燃燒起來，說明抹布上的油太多了。

3. 瀝乾多餘的醃漬液，將雞胸肉拍乾。

4. 將雞肉放在烤架上，呈現金黃色後翻面。如果烤痕太深，但是雞肉仍未熟透，請降低火源溫度。

5. 取出雞肉，讓它稍微冷卻。放在砧板上，切成約 1 公分的小方塊。放置在小碗裡備用。

上菜

1. 用小火預熱不沾鍋。

2. 將墨西哥薄餅平放在鍋中。

3. 用醬汁刷沾取約 1 大匙的水，刷在墨西哥薄餅上。

4. 當墨西哥薄餅的底部煎至金黃色，將其翻面，擺上四分之一的雞胸肉、一撮香菜、一些酸奶油、玉米和黑豆。

5. 將加料的墨西哥薄餅移至砧板上。把薄餅右側向中間折疊約 2.5 公分，然後換左側。

6. 接著將薄餅捲成捲餅，立即享用。

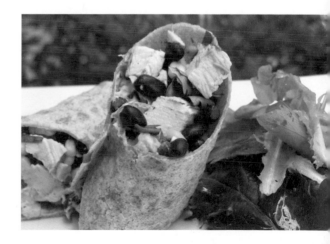

NOTE 主廚筆記

◆ 如果偏好強烈風味，可以多加一點香菜。
◆ 在烤雞胸肉時，可以在烤爐上快速翻烤兩面上色，然後用烤箱烤熟。

烤豬排佐小馬鈴薯和櫛瓜

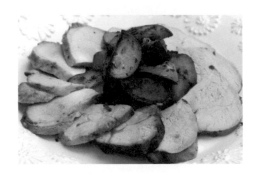

每份營養標示

熱量	493 大卡
蛋白質	41 克
碳水化合物	44 克
脂肪	17 克

豬排的材料

瘦豬大里肌肉（切除多餘的脂肪）1.5 磅 / 680 克	
芥花油	1 大匙

滷汁的材料

水或雞高湯	1 跨脫 / 946 毫升
鹽	1 又 1/2 杯
丁香粒	6 顆
月桂葉	6 片
杜松子	10 顆
小豆蔻	1/4 茶匙

馬鈴薯和櫛瓜的材料

小馬鈴薯	2 磅 / 907 克
（洗淨擦乾，縱切成一半，再切小塊，下鍋前擦乾）	
小櫛瓜	1 條
（直徑約 3 至 4 公分。縱切成一半，然後切成約 0.3 公分厚的薄片）	
新鮮百里香（去莖並切成細末）	2 大匙
橄欖油	2 大匙
新鮮迷迭香（去莖並切成細末）	1 大匙
鹽	適量

| 滷水的作法 |

1. 將水或雞高湯與鹽、丁香、月桂葉、杜松子和小豆蔻一起煮滾。

2. 煮 15 分鐘，靜置冷卻。

3. 冷卻至室溫後，把豬肉放入滷汁中，放冰箱冷藏 1 至 12 小時。

| 豬肉的作法 |

1. 將烤箱預熱至 375 ℉（約 190℃）。

2. 從滷汁中取出豬肉。

3. 去除所有為增加色香味而添加的配菜，用紙巾拍乾豬肉。

4. 將烤盤放在爐子上，用中大火加熱。加入芥花油，當油開始冒煙時，放入豬肉。

5. 移至烤箱烤至均勻上色。

6. 烘烤到以肉類溫度計測量時，肉最厚的部位溫度達到 140 ℉（60℃）為止（約需 20 至 35 分鐘）。

7. 靜置 10 分鐘。

| 馬鈴薯和櫛瓜的作法 |

1. 將油倒入平底鍋中，以中小火加熱。加入擦乾的馬鈴薯，煎烤 10 分鐘，期間不時翻動，直到呈現金黃色。

2. 加入櫛瓜、迷迭香、百里香和鹽。再煎 5 分鐘，直到香草植物充分混合，櫛瓜的熟度剛好。

(NOTE) 主廚筆記

◆ 一定要記得讓烤好的肉靜置一下（靜置時間大約爲烹煮時間的三分之一），這樣集中在中間的肉汁便能夠均勻分佈。如果立即切肉，肉汁會流出來，使肉質變乾。

◆ 勿用大火烤豬肉，因爲肉會變得又乾又硬。

亞洲炒豬肉

分量
2

每份營養標示

熱量	477 大卡
蛋白質	34 克
碳水化合物	57 克
脂肪	12 克

材料

豬小里肌肉	8 盎司 / 227 克
（或去掉脂肪的瘦大里肌肉，切成約 3 至 4 公分條狀）	
青花菜（切成櫻桃大小的小花）	1/2 杯
日本茄子（縱切兩半，再橫切成薄片）	2 杯
蘑菇	1 杯
（洗淨並瀝乾，從菇柄的底部切掉約 0.5 公分，再十字切成四分之一）	
蘆筍	1 杯
（切成約 2.5 公分長；除非去皮，否則請將底部 7 至 8 公分的莖部切掉）	
荷蘭豆（洗淨並切掉兩端，斜切成 3 段）	1 杯
胡蘿蔔（縱切兩半，然後斜切成薄片）	1 杯
新鮮羅勒	3 大匙
（洗淨並擦乾，用尖刀切成條狀）	
嫩薑（去皮、切薄片）	3 大匙
蠔油	2 大匙
魚露	2 茶匙
醬油	2 茶匙
萊姆葉	4 片
油	1 大匙
雞高湯	1 杯
中國米粉	3 盎司 / 85 克
（在冷水中浸泡 15 分鐘）	

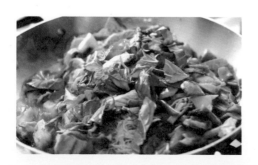

作法

1. 將所有蔬菜切成一口大小。
2. 大炒鍋中倒入油，用中大火加熱，加入薑和胡蘿蔔。煎至略呈金黃色。
3. 加入青花菜、日本茄子、蘑菇、蘆筍、荷蘭豆、萊姆葉和一半的雞高湯。
4. 蓋上能夠充分密合的鍋蓋，烹煮 4 至 6 分鐘。
5. 當蔬菜煮至熟度剛好後，加入另一半的雞高湯。將泡好的米粉放在上面。蓋上蓋子，用大火煮 3 分鐘。
6. 當米粉變得軟而不爛時，加入豬肉、蠔油、醬油和魚露。降低火力，加入羅勒，把米粉與蔬菜混合在一起。
7. 如果米粉看起來很乾，再加入 1/2 杯水或雞高湯。
8. 豬肉變色後就表示熟了。
9. 用夾子取出米粉，盛入盤子裡，上面擺上蔬菜。

(NOTE) **主廚筆記**

◆ 萊姆葉或卡菲爾萊姆葉可以在亞洲市場找到。它們可以冷凍保存好幾個月。只需要 2 ～ 3 片葉子就足以為一道菜增添香味。
◆ 我喜歡把薑切成片，因為我喜歡咬下去時散發的風味。
◆ 豬肉在最後才加入，使其保持濕潤。
◆ 豬肉可以用去骨去皮的雞胸肉代替，以同樣的方式切成細條。
◆ 醬油、蠔油和魚露要最後加入，因為它們容易焦糖化和燒焦。

白酒蛤蜊義大利麵

分量
4

每份營養標示

熱量	603 大卡
蛋白質	43 克
碳水化合物	83 克
脂肪	12 克

材料

全麥義大利麵條	1 磅 / 454 克
蛤蜊罐頭	2 罐（每罐 4 盎司 / 113 克）
蛤蜊汁	1 瓶（約 8 液體盎司 / 237 毫升）
新鮮巴西里 （洗淨、去莖，粗略切碎並擦乾）	1/2 杯
特級初榨橄欖油	2 大匙
鹽	1 茶匙
薑（去皮並用刨刀磨成細末）	1 茶匙
檸檬皮（洗淨並用刨刀磨成細末）	1/4 茶匙

作法

1. 將一鍋鹽水燒開。加入義大利麵，煮 7 至 8 分鐘。瀝乾。

2. 用中火加熱平底鍋，加入橄欖油和薑，煎 2 分鐘。

3. 加入蛤蜊和一半的蛤蜊汁，以及巴西里和檸檬皮悶煮。

4. 加入義大利麵，用夾子攪拌。

5. 加入適當的鹽調味。

6. 如有必要，加入剩餘的蛤蜊汁。

7. 用夾子或長肉叉將麵條扭轉盛入深盤裡，將蛤蜊和汁液倒在麵條上。

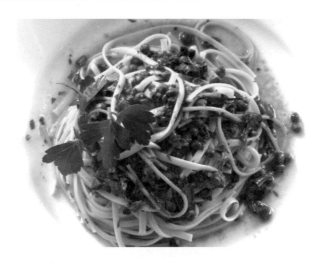

(NOTE) 主廚筆記

◆ 全麥義大利麵條比普通義大利麵條更有嚼勁。全麥是一種較健康的選擇，因為它被身體吸收的速度沒有那麼快，因此能讓你保持更長時間的滿足。烹煮時可以比普通義大利麵條多煮個 2 至 3 分鐘。

◆ 我喜歡在煮完麵條後直接瀝乾，不用冷水沖洗。

◆ 我使用進口的義大利麵條。品質很穩定，煮個 7 至 8 分鐘仍然保持彈牙。

脆皮鱈魚佐豆子和胡蘿蔔

分量
4

每份營養標示

熱量	228 大卡
蛋白質	17 克
碳水化合物	35 克
脂肪	4 克

材料

鱈魚（請魚販去皮去骨）4 片（每片 7 盎司 / 198 克）	
新鮮百里香 （洗淨瀝乾，摘下葉子並切成細末）	1 大匙
麵粉	1 杯
蛋 （用叉子在碗裡攪拌，加一小撮鹽；不要打入空氣）	1 顆
千絲酥皮 （Kataifi。切成約 5 公分長，在碗中輕輕攪拌，然後均勻地鋪開，每盤約 4 盎司 / 113 克）	1/2 包
橄欖油	2 大匙
雞高湯	16 液體盎司 / 473 毫升
醬油	1 大匙
萊姆葉	2 片
酸豆	3 大匙
薑	2 茶匙
去皮的小胡蘿蔔 或剛採收的胡蘿蔔 （切掉末端並切成約 0.5 公分厚的小塊）	1/4 磅 / 113 克
短頸蛤（用冷水沖洗）	12 顆
新鮮巴西里（洗淨擦乾，切成細末）	1/4 杯
蠶豆（新鮮或冷凍）	1 磅 / 454 克
白腰豆	1 磅 / 454 克
鹽（調味用）	適量

NOTE **主廚筆記**

◆ 只將鱈魚的一面沾上千絲酥皮，以煎成漂亮的金黃色，盛盤時朝上擺放。

◆ 用小火煎鱈魚的目的是為了將外層煎成金黃色，直到魚肉熟透。如果烹調得當，就能同時享受酥脆的外皮與鮮嫩肉質。

◆ 小蠶豆可以用冷凍大豆代替。蠶豆通常在春夏季節販售。冬天則可使用冷凍蠶豆。

｜作法｜

1. 鱈魚的兩面用鹽和百里香調味，再將其中一面沾上薄薄一層麵粉。
2. 將沾麵粉的那一面浸在蛋液中，瀝去多餘的部分。
3. 將同一面裹上千絲酥皮（只裹一面）。
4. 以中火加熱中型不沾鍋，倒入橄欖油，將 4 份鱈魚下鍋（沾裹麵衣的一面朝下）。
5. 用小火煎約 7 至 10 分鐘。翻面，再煎 3 分鐘。起鍋後用紙巾吸去多餘的油脂，保持溫熱。
6. 用紙巾擦拭平底鍋。
7. 加入雞高湯並煮沸。
8. 加入醬油、萊姆葉、酸豆、薑、胡蘿蔔和蛤蜊。蓋緊鍋蓋，悶煮 5 分鐘，直到蛤蜊開殼。
9. 加入巴西里、蠶豆和白腰豆並調味。
10. 取出萊姆葉。
11. 將高湯與豆子、蛤蜊、胡蘿蔔一起放入湯碗中，然後擺上脆皮鱈魚。

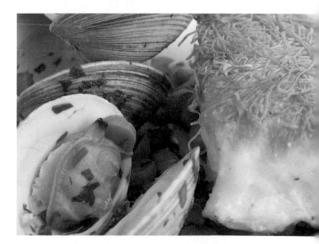

亞洲風味蝦仁佐茉莉香米

分量
4

每份營養標示

熱量	447 大卡
蛋白質	36 克
碳水化合物	33 克
脂肪	18 克

亞洲風味蝦仁的材料

奶油	2 大匙
蝦子　　　1 磅 / 454 克（16 至 18 隻大蝦） （去殼及腸泥、沖洗乾淨）	
香菜 （洗淨擦乾，去莖並粗略切碎）	2 大匙
新鮮羅勒 （洗淨擦乾，去莖並粗略切碎）	2 大匙
蛤蜊汁　　　1 瓶（8 液體盎司 / 237 克）	
魚露（在小碗裡與玉米澱粉混合）	2 茶匙
玉米澱粉	1/4 茶匙
黑糖	1 茶匙
鹽	1/4 茶匙
麻油	1/4 茶匙

茉莉香米的材料

茉莉香米（用冷水沖洗一分鐘）	1 又 1/2 杯
雞高湯	1 又 3/4 杯
芫荽粉	1 茶匙
鹽	1 茶匙

(NOTE) 主廚筆記

◆ 最好在料理蝦仁之前開始煮米，因為大約需
要 25 分鐘的時間烹煮和悶放。

◆ 茉莉香米非常細緻。煮好後不要一直攪拌，
否則會米飯會碎掉。

◆ 將魚露攪拌到玉米澱粉中，可以使醬汁變稠
而不結塊。

◆ 蝦仁的腸泥一定要去除。腸泥的多寡可能不
同，一隻蝦的腸泥可能很粗，而另一隻蝦可
能幾乎不存在腸泥。

| 茉莉香米的作法 |

1. 將芫荽粉放入平底鍋中以中火加熱。
一旦芫荽粉散發出香味，立即倒入雞
高湯。然後從火源上移開。

2. 將高湯倒入湯鍋中。

3. 加入米和鹽。悶煮到滾。

4. 蓋上鍋蓋，用非常小的火力悶煮大約
20 分鐘。

5. 煮熟後輕輕攪拌，蓋上鍋蓋備用。

| 蝦仁的作法 |

1. 以中火加熱平底鍋，加入奶油和蝦
仁，每面烹調約 3 分鐘，直到蝦仁
變成不透明。

2. 取出蝦仁，蓋上保鮮膜備用。

3. 在同一個鍋子裡加入蛤蜊汁、魚露、
玉米澱粉、黑糖和鹽。

4. 煮沸後用打蛋器攪拌，以防止其黏在
鍋邊。

5. 當醬汁煮到剩一半將蝦仁放回鍋中。

6. 加入香菜、羅勒和麻油。立即盛盤，
蝦仁旁邊擺上茉莉香米飯。

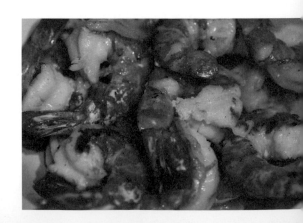

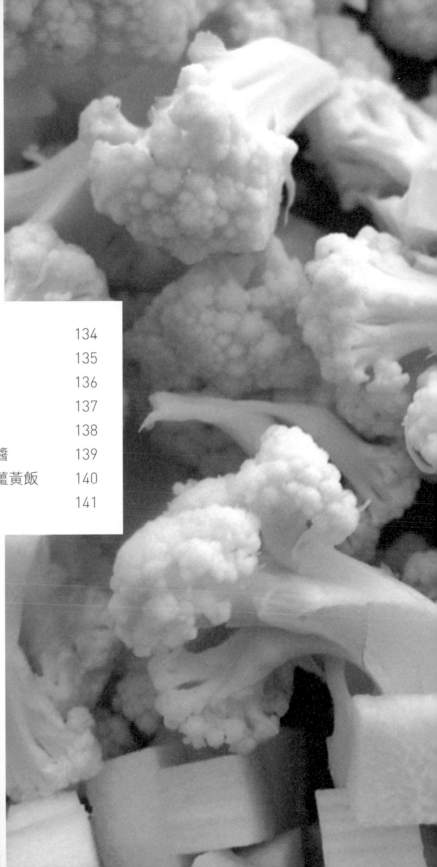

開胃菜
&
點心
HORS
D'OEUVRES &
SNACKS

奶油鷹嘴豆泥

分量
24

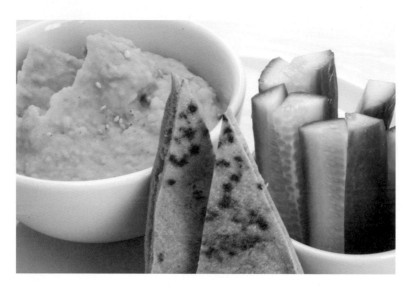

每份營養標示

熱量	38 大卡
蛋白質	1 克
碳水化合物	5 克
脂肪	1 克

材料

罐裝鷹嘴豆	1 罐
（瀝乾並沖洗兩次）	（19 盎司 / 539 克）
雞高湯	1 杯
橄欖油	2 大匙
麻油	1/4 茶匙
鹽	1/2 茶匙

(NOTE) **主廚筆記**

◆ 鷹嘴豆沖洗兩次可以去除多餘的澱粉。

◆ 根據自己偏好的濃度調整雞高湯的使用量。

|作 法|

1. 將鷹嘴豆放入食物處理機中，倒入雞高湯、橄欖油、麻油和鹽。

2. 攪打至滑順。

3. 視豆泥狀態可適度添加雞高湯調整濃稠度。

4. 放涼後與烤麵包片、烤玉米片或小塊的扁麵包一起食用。

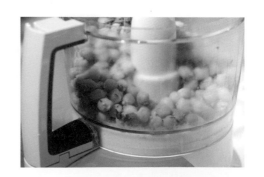

濃郁鷹嘴豆抹醬

分量
24

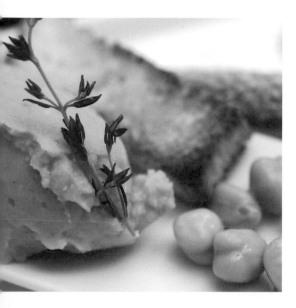

每份營養標示

熱量	49 大卡
蛋白質	3 克
碳水化合物	6 克
脂肪	2 克

材料

鷹嘴豆	1 又 1/4 杯
（在水中浸泡數小時或放冰箱冷藏浸泡一夜）	
雞高湯	3 夸脫 / 2839 毫升
義大利生火腿	4 片（2 盎司 / 57 克）
月桂葉	1 片
新鮮百里香	2 枝
烤至金黃色的芝麻	2 大匙
鹽（調味用）	適量

|作法|

1. 將鷹嘴豆的水分瀝乾，與 2.5 夸脫（2366 毫升）的雞高湯一同放入一個中型鍋內。

2. 加入義大利生火腿片、月桂葉和百里香。用鍋蓋蓋住鍋子 3/4 的面積，悶煮約兩小時。

3. 如果高湯減少到低於鷹嘴豆的高度，加入更多的高湯以覆蓋。

4. 當鷹嘴豆變軟時，將其瀝乾。取出月桂葉、百里香和義大利生火腿片。冷卻後與芝麻一起放入食物處理機中，攪打至滑順。

5. 根據需要添加鹽和雞高湯以達到所需的濃稠度。

6. 冷卻後與烤麵包片、烤玉米片或小塊的扁麵包一起食用。

(NOTE) 主廚筆記

◆ 你可以用一罐 8 盎司（227 克）的鷹嘴豆罐頭來簡化程序。此時，把鷹嘴豆用冷水沖洗兩次，然後在食物處理機中攪打至滑順。如此將能節省兩小時，但會犧牲掉一些風味。如果在煮鷹嘴豆時加鹽，鷹嘴豆的外皮會無法軟化，烹煮時間將延長好幾個小時。

◆ 爲了增加風味，可以將義大利生火腿與鷹嘴豆一起處理，但是這樣一來口感就不會那麼滑順。

◆ 傳統鷹嘴豆泥會使用中東芝麻醬（Tahini）——一種烤芝麻醬。由於不容易買到，所以我們用新鮮的烤芝麻來代替。

無番茄墨西哥莎莎醬

分量 20

每份營養標示

熱量	30 大卡
蛋白質	1 克
碳水化合物	3 克
脂肪	2 克

材料

玉米粒（新鮮或罐頭）	1/2 杯
小黃瓜 （洗淨，切成兩半並去籽，切成 0.5 公分的小方塊）	1/2 杯
香蕉 （去皮並切成 0.5 公分的小方塊）	1/2 杯
鳳梨 （去皮並縱切兩半，再切成四分之一，去核並切 成 0.5 公分的小方塊）	1/2 杯
黑豆罐頭（沖洗並瀝乾）	1/2 杯
酪梨（切片再切成小方塊）	1 顆
哈蜜瓜 （選擇性添加。去皮、去籽，切成 0.5 公分的小方塊）	1/2 杯
嫩薑（磨碎）	1/4 茶匙
孜然（磨碎） （最好在鍋裡烤一下，使用前再磨碎）	1/2 茶匙
新鮮巴西里 （洗淨，去莖，擦乾並切成細末）	2 大匙
新鮮香菜 （洗淨，去莖，擦乾並粗略切碎）	2 大匙
特級初榨橄欖油	2 大匙
鳳梨汁	1/4 杯
鹽（調味用）	1 茶匙或更多

| 作法 |

1. 在調理盆中放入玉米、小黃瓜、香蕉、鳳梨、黑豆、哈蜜瓜、薑、孜然、巴西里、香菜、橄欖油和鳳梨汁。

2. 充分混合，用鹽調味。

3. 最後再加酪梨，以免其被搗碎。

4. 在翠綠的香草植物變色之前，立刻盛盤享用。

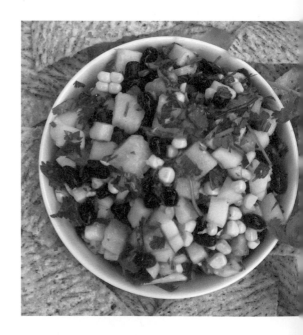

(NOTE) 主廚筆記

◆ 如果你不介意香草植物變成深綠色，可以將其放置半小時，使味道更融合。

◆ 新鮮玉米在夏季的時候香甜可口，味道特別好。

◆ 你可以省略酪梨和哈蜜瓜來簡化食譜的內容。

◆ 爲了保持酪梨的綠色，可以在上面淋一些鳳梨汁。

◆ 這道菜最好是冷食。如果沒有要立即食用，請保持冷藏，否則葉綠素會變黑。
此款莎莎醬和魚一起吃很美味。

黃豆派對沾醬

分量
20

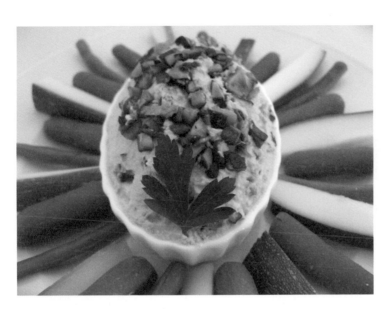

每份營養標示

熱量	30 大卡
蛋白質	2 克
碳水化合物	2 克
脂肪	1 克

材料

板豆腐	1 磅 / 454 克
烤過的芝麻	2 大匙
白味噌醬	1 大匙
蜂蜜	1 大匙
淡醬油	2 茶匙
嫩薑（去皮並用刨刀磨碎）	1 茶匙
香菇　　　　1 杯（3 盎司 / 85 克） （去除菇柄並洗淨，切成約 0.8 公分的小方塊）	
橄欖油	2 茶匙
鹽（調味用）	適量
櫛瓜、花椰菜和荷蘭豆， 或是任何你想拿來沾醬享用的蔬菜	適量

|作法|

1. 在平底鍋中加入橄欖油，以中火加熱。放入香菇，翻炒至所有的汁液蒸發。用鹽調味。放置冷卻。

2. 把豆腐、芝麻、味噌醬、蜂蜜、醬油和薑放入果汁機中。攪拌至滑順。裝入小缽裡。

3. 加入香菇。

4. 撒上自己偏好的香草植物，新鮮或乾燥皆可。

(NOTE) **主廚筆記**

◆ 推薦使用 House Premium 的豆腐。

◆ 這個沾醬的名字聽起來不吸引人，但是它確實很好吃。上面的香菇增添了美妙的口感。

◆ 我們喜歡搭配蔬菜一起食用，不過搭配餅乾也很不錯。

一口蜜番薯

分量
8

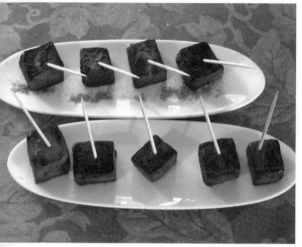

每份營養標示

熱量	66 大卡
蛋白質	1 克
碳水化合物	15 克
脂肪	0.5 克

材料

大番薯 （去皮並洗淨，切成約 2.5 公分的小方塊）	2 個
低鈉醬油	1 大匙
蜂蜜	1 大匙
百里香（洗淨並去莖，切成細末）	5 枝
不沾鍋食用噴霧油	約 1/2 茶匙

(NOTE) **主廚筆記**

◆ 如果番薯在鍋中變成深棕色，你可以降低火力並在烤箱中以 350°F（約 176°C）繼續加熱直到熟透。

◆ 為了加快烹飪過程，可以蓋上鍋蓋，這樣熱量就會更均勻地分散到整個鍋中。

◆ 如果你喜歡更甜一點，可以在煎好的番薯上額外淋上的蜂蜜或楓糖漿。

|作法|

1. 在調理盆中混合醬油、百里香和蜂蜜。加入番薯，靜置一分鐘。

2. 用中火加熱不沾鍋，噴上噴霧油。

3. 將番薯瀝乾，用廚房紙巾稍微壓乾水分，在鍋裡平鋪開來。將每一面都煎成褐色，此時如果還沒鬆軟，則繼續在 350 ℉（約 176℃）的烤箱中烤約 10 分鐘。

|上菜|

將番薯放在一個扁平的陶瓷盤中，插上牙籤。

蔬菜佐藍起司豆子醬

分量
17

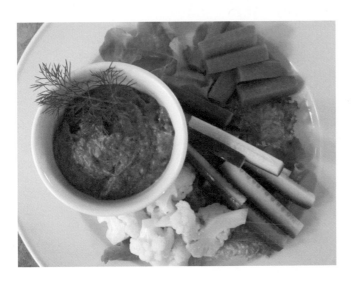

每份營養標示

熱量	33 大卡
蛋白質	2 克
碳水化合物	6 克
脂肪	0.2 克

藍起司豆子醬的材料

紅腰豆罐頭	1 罐（14 盎司 / 397 克）
洛克福起司 （或戈貢佐拉 Gorgonzola 起司）	1 大匙
平葉巴西里 （洗淨並去莖，切成細末並瀝乾）	10 根
雞高湯	1 大匙

蔬菜的材料

小黃瓜或波斯小黃瓜 （洗淨並切成薯條般的細條）（1/2 磅 / 227 克）	2 杯
新鮮胡蘿蔔或小胡蘿蔔 （洗淨並去皮，切掉兩端）（1/2 磅 / 227 克）	1 又 1/2 杯

|作 法|

1. 瀝乾紅腰豆的汁液，放入果汁機中。加入雞高湯和一半的起司。攪拌至喜歡的稠度。

2. 倒入碗中，加入巴西里，用木匙或橡皮抹刀充分混合。撒上剩餘的起司，攪拌均勻。

3. 盛入烤皿或小缽中。

4. 蔬菜應冷藏並蓋好直到享用前再取出，以保持新鮮。

NOTE 主廚筆記

◆ 如果你在春天或秋天發現剛採收的胡蘿蔔還帶著葉子，請保留大約 5 公分的葉子，只去除枯萎的葉子。新鮮的葉子能賦予胡蘿蔔更豐富的味道。

潔米醫生的
優質孜然薑黃飯

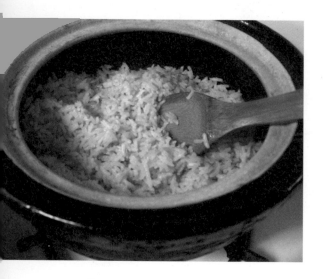

| 作法 |

1. 電子鍋的內鍋噴上噴霧油，加入植物油、米、水和雞高湯。

2. 加入調味料，攪拌均勻。

3. 在預計上菜前的 30 至 45 分鐘左右啟動電子鍋。

4. 電子鍋啟動後約 10 分鐘攪拌一次。

5. 電子鍋停止烹煮後，立即開蓋把米飯拌鬆。

6. 蓋上蓋子直到準備上菜。

每份營養標示

熱量	127 大卡
蛋白質	4 克
碳水化合物	19 克
脂肪	4 克

材料

茉莉香米	1 杯
雞高湯	1 罐（14 盎司 / 397 克）
水	1 杯
植物油	1 大匙
鹽	1/4 茶匙
孜然粉	1/4 茶匙
薑黃	1/4 茶匙

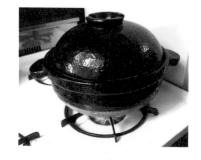

(NOTE) **主廚筆記**

◆ 使用電子鍋。相較於其他廚房電器，電子鍋很便宜。

◆ 這道米飯會呈現美麗的金色，而且幾乎可以和任何菜餚搭配，尤其是魚。

◆ 我使用茉莉香米，因為它不黏。我偏好的液體和米的比例是 3：2。

蒔蘿起司爆米花

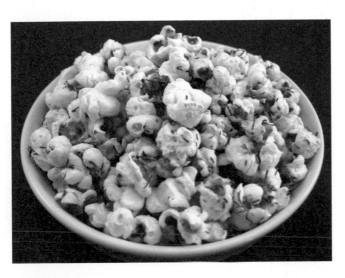

每份營養標示

熱量	32 大卡
蛋白質	1 克
碳水化合物	4 克
脂肪	2 克

材料

爆裂種玉米粒	1 杯
橄欖油	1 大匙
磨碎的帕瑪森起司	1 大匙
新鮮蒔蘿（洗淨並去莖，切成細末）	2 大匙

NOTE 主廚筆記

◆ 在加入油和玉米之前，確保鍋子已經預熱。
去除沒有爆開的玉米。

◆ 你可以省略蒔蘿，或者另外選擇香草植物來
代替它。

作法

1. 以中火加熱一個足夠平鋪所有玉米
的平底鍋。

2. 加入油和玉米並攪拌，直到玉米開始
爆開（大約 3 至 5 分鐘）。

3. 蓋上鍋蓋，降低溫度。

4. 一旦爆米花停止爆裂，立即離火。

5. 把爆米花倒入碗中，然後撒上磨碎的
帕瑪森起司和切成細末的蒔蘿。

6. 攪拌起司和香草，使其均勻混合。

7. 立即享用。

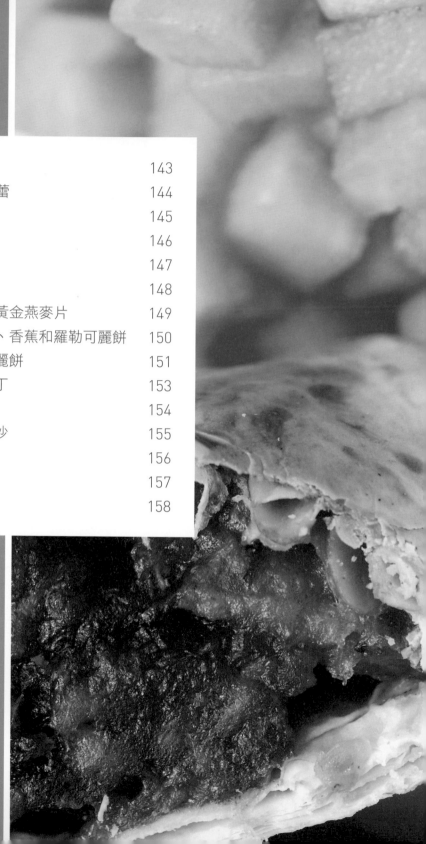

甜點
DESSERTS

極品燕麥餅乾

分量 **40**

每份營養標示

熱量	84 大卡
蛋白質	2 克
碳水化合物	12 克
脂肪	1 克

材料

熟透的香蕉（攪拌至滑順）	3 根
黑糖	1/2 杯
全蛋	2 顆
鹽	1/4 茶匙
麵粉	2 杯
香草精	1 茶匙
泡打粉	1/2 茶匙
即溶燕麥片	1 杯
芝麻（用平底鍋烤至金黃色）	1/4 杯
香蕉（切小塊）或 黑葡萄乾 （在水中悶煮 10 分鐘恢復含水）	1/4 根 1 盎司 / 28 克

作法

1. 在碗中加入香蕉、黑糖、蛋、鹽、香草精和芝麻。

2. 在另一個碗中混合乾燥的材料：麵粉、泡打粉和燕麥片。

3. 將乾燥的材料分三次加入 **1** 中，並用橡膠刮刀拌成均勻的麵糊。

4. 在烘焙紙上噴上噴霧油防止沾黏。

5. 將麵糊舀進烘焙紙上，1 茶匙為 1 片餅乾。每片保持約 5 公分的距離。

6. 在每片餅乾麵糊上放一小塊香蕉或一些葡萄乾。

7. 在預熱好的烤箱中以 350 ℉（約 176℃）的溫度烤 10 至 15 分鐘，或直到餅乾變成淺金色。

8. 從烤箱中取出，放涼後享用。

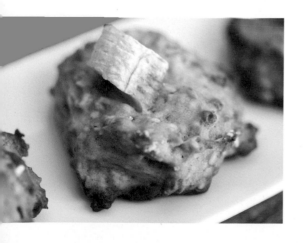

(NOTE) **主廚筆記**

◆ 這些餅乾並不漂亮，但是它們絕對美味，而且是良好的逆流食療。

柳橙紅糖法式烤布蕾

分量
5

每份營養標示

熱量	140 大卡
蛋白質	4 克
碳水化合物	25 克
脂肪	2 克

材料

全脂牛奶	1 品脫 / 473 毫升
黑糖	1/2 杯
蛋	2 顆
香草精	1 茶匙
柳橙皮（洗淨並磨碎）	1 茶匙
鹽	1/4 茶匙

| 作法 |

1. 將烤箱預熱至 325 °F（約 163℃）。
2. 將牛奶和柳橙皮放入中型湯鍋中悶煮，滾沸前關火，靜置約 10 分鐘。
3. 在調理盆中倒入香草精、黑糖、鹽和蛋，用叉子攪拌。
4. 將 **2** 加入 **3** 攪拌均勻，然後用細濾網過濾。
5. 為去除多餘的泡沫，用小張廚房紙巾在 **4** 的卡士達醬表面來回移動，直到卡士達醬沒有泡沫。
6. 將卡士達醬倒入 5 個烤皿（容量約 100 毫升）中，高度距離烤皿邊緣須至少保留約 0.3 公分。
7. 將烤皿放入烤盤或鑄鐵鍋中。
8. 在烤盤中注入煮沸的水，水面約為烤皿高度的一半。
9. 放入烤箱，烘烤至卡士達醬凝固，約 30 至 45 分鐘。
10. 卡士達醬在凝固前會先開始變稠。從烤箱中取出並冷卻至室溫。
11. 放入冰箱冷藏保存或立即享用。

NOTE **主廚筆記**

- 過濾卡士達醬可以去除蛋殼或未混合均勻的蛋白。
- 用叉子攪拌雞蛋可以防止產生過多的泡沫。
- 如果你在烘烤卡士達醬的過程中看到邊緣或中心上升，請立即取出。這意味著卡士達醬已經煮過頭了。

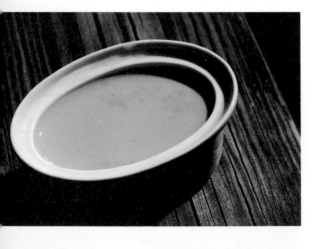

南瓜法式烤布蕾

分量
5

每份營養標示

熱量	175 大卡
蛋白質	4 克
碳水化合物	34 克
脂肪	3 克

材料

南瓜泥	1 杯（8 盎司 / 227 克）
全脂牛奶	1 杯
嫩薑（去皮並磨碎）	1 茶匙
丁香粉	1/16 茶匙
肉豆蔻	1/8 茶匙
黑糖	1 又 1/4 杯
蛋黃	2 顆
香草精	1/2 茶匙
鹽	1/8 茶匙
烤過的南瓜籽	1 大匙

作法

1. 將烤箱預熱至 325 ℉（約 163℃）。
2. 在中型湯鍋中放入薑、丁香、肉豆蔻和牛奶悶煮，沸騰前關火。
3. 將蛋黃、黑糖、鹽和香草精加到調理盆裡並用叉子攪拌。
4. 將南瓜泥加到 **3** 中混合均勻。
5. 將牛奶加到 **4** 中。
6. 將 **5** 的卡士達醬倒入烤皿（容量約 100 毫升）中，高度距離烤皿邊緣須至少保留約 0.3 公分。
7. 將烤皿放入烤盤或鑄鐵鍋中。
8. 在烤盤中注入煮沸的水，水面約為烤皿高度的一半。
9. 放入烤箱，烘烤至卡士達醬凝固，約 30 至 45 分鐘。
10. 卡士達醬在凝固前會先開始變稠。從烤箱中取出並冷卻到室溫。
11. 享用前撒上烤過的南瓜籽。

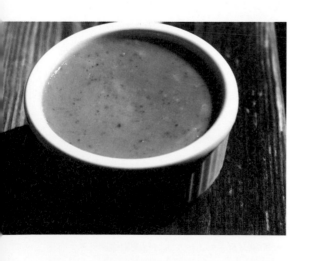

(NOTE) **主廚筆記**

◆ 以每份熱量只有 175 大卡這點來說，這道烤布蕾的風味已經非常豐富。
◆ 南瓜、薑和丁香的組合使其風味十足。

薑汁起士蛋糕

分量
8

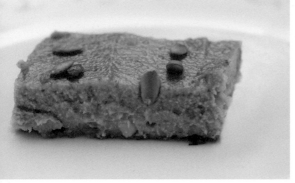

每份營養標示

熱量	172 大卡
蛋白質	7 克
碳水化合物	22 克
脂肪	6 克

卡士達醬的材料

板豆腐	1 杯
南瓜泥	1 杯（8 盎司／227 克）
奶油起士	1/2 杯
薑（磨碎）	1 茶匙
龍舌蘭糖漿或蜂蜜	1/2 杯
鹽	1/4 茶匙

蛋糕的材料

快煮玉米粥（Polenta）	1/2 杯
牛奶	2 又 1/2 杯
糖	1 大匙
香草精	1 茶匙
鹽	1/4 茶匙
玉米粒	1 杯
不沾鍋食用噴霧油	適量

蛋糕的作法

1. 在中型湯鍋中放入香草精、糖、鹽、玉米和牛奶一起悶煮。約煮 5 分鐘，沸騰前關火。
2. 一邊攪拌，一邊將玉米粥倒入 *1* 的牛奶中。
3. 繼續攪拌，再悶煮 5 分鐘。
4. 在焗烤盤（約 15×20 公分）、派盤或蛋糕模上噴上食用油。
5. 將 *3* 倒入 *4* 裡，均勻地鋪開。

卡士達醬的作法

1. 在食物處理機中加入豆腐、南瓜、奶油起士、薑、糖漿和鹽。攪打至滑順。
2. 將 *1* 倒在蛋糕麵糊上，鋪滿至盤子的邊緣。
3. 在 340 ℉（約 171℃）的烤箱中烘烤 20 分鐘，直到卡士達醬凝固。
4. 放涼後即可食用。

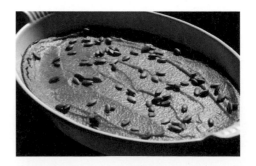

NOTE **主廚筆記**

◆ 為了讓蛋糕的玉米麵糊能均勻分布在盤子裡，可以將刮刀沾一下溫水，這樣玉米糊就不會黏在上面。有需要可以隨時沾水。
◆ 如果沒有新鮮玉米，也可以使用冷凍玉米。

香蕉南瓜派

分量
8

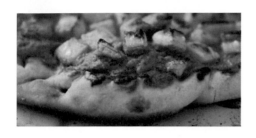

每份營養標示

熱量	227 大卡
蛋白質	44 克
碳水化合物	3 克
脂肪	2 克

麵團的材料

中筋麵粉	2 杯
水	1/3 杯
奶油	2 大匙
蛋黃	1 顆
鹽	1/4 茶匙

餡的材料

南瓜派預拌粉（Pumpkin mix） 1 罐（8 盎司 / 227 克）	
脫脂酸奶油	2 大匙
香草精	1/2 茶匙
黑糖	3 大匙
香蕉（去皮並切塊成約 0.8 公分的小方塊）	3 根
柑曼怡橙酒（Grand Marnier） 或其他牌子的橙酒	適量

(NOTE) **主廚筆記**

◆ 麵團要攪拌均勻。但是不要過度攪拌，否則 擀開時麵團會皺縮。

◆ 如果使用派盤會需要更多的烘烤時間。熱的 披薩石可以縮短烘烤時間。

◆ 一旦派烤熟了，浸泡在柑曼怡或其他牌子橙 酒中的香蕉便不會有酒精殘留，但會散發出 細膩的柳橙味。

麵團的作法

1. 將烤箱預熱至 400 °F（約 204℃）。
2. 把奶油放在玻璃盤或塑膠盤中，用微 波爐加熱至融化。
3. 在調理盆中倒入麵粉、蛋黃、水、鹽 和奶油混合。
4. 用手或塑膠刮板，將材料與麵粉揉拌 均勻。
5. 拌勻後，將麵團塑型成約 2.5 公分 厚、直徑約 15 公分的圓形。
6. 用保鮮膜包好，放冰箱冷藏 30 分鐘。

餡的作法

1. 在調理盆中放入南瓜粉、酸奶油、香 草精和黑糖混合。
2. 在另一個小碗中，把香蕉浸泡在柑曼 怡橙酒裡。

組合和烘烤

1. 用擀麵棍在平坦的桌面上擀開麵團， 確保桌子和麵團都撒上手粉。將麵團 擀成直徑約 30 公分的圓，或者相當 於披薩石（Pizza stone）的大小。
2. 撒上手粉，將麵團輕輕地繞在擀麵棍 上。不要施加壓力，否則麵團會黏 住。然後鋪放在預熱過的披薩石上。
3. 用湯匙將南瓜餡鋪開，再把香蕉片放 在餡料上。
4. 烘烤約 20 分鐘或直到呈現金黃色。
5. 取出披薩石，放在耐熱的桌面上。
6. 溫熱或放涼到室溫享用。

香蕉椰棗千層酥

分量
8

每份營養標示

熱量	264 大卡
蛋白質	4 克
碳水化合物	65 克
脂肪	2 克

材料

香蕉 （去皮並切成約 1 公分的薄片）	1 磅 / 454 克
黑糖	1/2 杯
香草精	1 茶匙
肉豆蔻	1/8 茶匙
帝王椰棗乾（去核）	3/4 杯
市售千層酥皮 （在冰箱中解凍 24 小時）	1/2 包
雞蛋（用叉子攪拌，加少許鹽）	1 顆
蜂蜜	4 大匙
芝麻	1 茶匙

| 蛋糕的作法 |

1. 在一個厚底鍋中，加入香蕉、黑糖、香草精、肉豆蔻和椰棗。

2. 慢慢燉煮的同時一邊攪拌，約煮 30 至 45 分鐘或直到呈現金黃色。

3. 靜置冷卻。

4. 在砧板上放一張千層酥皮。

5. 輕輕刷上打勻的雞蛋，並撒上 1/4 茶匙的芝麻。

6. 把另一張酥皮放在 **5** 的上面。

7. 按照同樣的程序再做兩次。如此一來會疊成 4 張千層酥皮。

8. 把整疊酥皮切成 4 個長方形。

9. 將約 2 大匙 **2** 的香蕉椰棗餡料放在每一疊長方形的中心。捲成捲餅狀，在捲起來之前要將兩端折起來。

10. 在表面刷上蛋液。

11. 放在不沾黏的餅乾烘焙紙上，在 350 ℉（約 176℃）的烤箱中烘烤 8 至 10 分鐘，直到呈金黃色。

12. 靜置冷卻。

13. 淋上蜂蜜，盛盤享用。

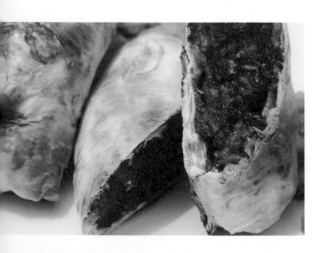

(NOTE) **主廚筆記**

◆ 分離千層酥皮時，一定要用濕毛巾蓋住。每次取出一到兩張，在其變硬之前迅速作業。

◆ 使用厚底平底鍋可以減少香蕉在烹飪時燒焦的風險。

◆ 在烹飪前將打勻的雞蛋刷在糕點上的步驟稱爲「刷蛋液（egg wash）」。

無花果希臘優格佐黃金燕麥片

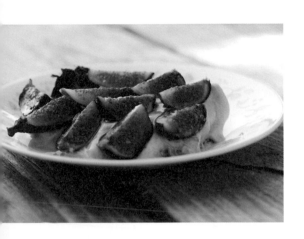

每份營養標示

熱量	420 大卡
蛋白質	10 克
碳水化合物	65 克
脂肪	14 克

黃金燕麥片的材料

燕麥	3 杯
胡桃（切成約 0.3 公分的碎粒）	1/2 杯
玉米糖漿	1/2 杯
黑糖	1/2 杯
水	1/4 杯
橄欖油	3 大匙
鹽	1/4 茶匙

優格的材料

無花果	1 品脫 / 473 克
希臘優格（如 Fage 牌）	1 杯
白豆干	1 杯
黑糖	2 大匙
玫瑰水（或橙花水）	1 茶匙
蜂蜜或黑糖（調味用）	適量

黃金燕麥片的作法

1. 將烤箱預熱至 325 ℉（約 163℃）。
2. 在一個約 23 公分的塔盤或派盤內噴上食用油。
3. 在調理盆中混合燕麥和胡桃。
4. 將玉米糖漿、黑糖、鹽、水和橄欖油倒入約 25 公分的不沾鍋中混合。
5. 煮沸後將 **3** 加入鍋中，充分混合。
6. 用刮刀將 **5** 均勻鋪入 **2**。
7. 以 325 ℉（約 163℃）烘烤 35 至 40 分鐘，呈現金黃色時，從烤箱中取出並放涼。

優格的作法

1. 將優格、白豆干、黑糖和玫瑰水倒入果汁機中混合。
2. 倒入烤燕麥片的塔盤或派盤中，烘烤至凝固，大約 15 至 20 分鐘。
3. 靜置冷卻。
4. 洗淨無花果，切成四分之一大小。
5. 將無花果漂亮地擺放在優格上。
6. 若你喜歡，可再淋上蜂蜜或黑糖。

(NOTE) **主廚筆記**

◆ 如果沒有玫瑰水，可以用橙花水代替，或者使用大約 1/4 茶匙磨碎的柳橙皮。
◆ 將黃金燕麥片鋪在派盤之前，刮刀要沾一下水，防止燕麥糊黏在上面。

蜂蜜、椰棗、甜瓜、香蕉和羅勒可麗餅

分量
4

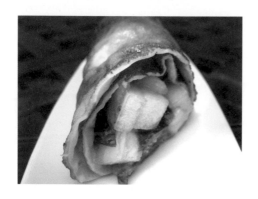

每份營養標示 (每份 2 片可麗餅)

熱量	324 大卡
蛋白質	10 克
碳水化合物	65 克
脂肪	4 克

可麗餅的材料 (可做 8-10 片)

麵粉	3/4 杯
牛奶	1 又 1/4 杯 (約 295 毫升)
雞蛋	2 顆
不沾鍋食用噴霧油	適量

內餡的材料

椰棗 (去核並切成約 0.8 公分的小方塊)	3/4 杯
香蕉 (去皮並切成約 0.8 公分的小方塊)	2 根
哈蜜瓜 (去皮和籽,切成約 0.8 公分的小方塊)	1 杯 (8 盎司 / 227 克)
羅勒葉 (洗淨並瀝乾,用非常鋒利的刀切成細條狀)	6 片
蜂蜜	1 大匙

可麗餅麵糊的作法

1. 將麵粉倒入一個大的調理盆中。
2. 在小碗中混合牛奶和雞蛋。
3. 用打蛋器將麵粉往四周撥開,中央留出空間,倒入三分之一的 **2**,以畫小圈圈的方式在中間攪拌,直到變成濃稠的糊狀物。
4. 攪拌時請留意不要太大幅度,避免打蛋器拌進大量四周的麵粉,以免導致混合得過快,使麵糊結塊。
5. 將麵糊攪拌至類似濃稠的鬆餅麵糊時,再加入另外三分之一的 **2** 並繼續攪拌,直到麵糊變稀,且沒有結塊。
6. 加入最後三分之一的 **2**,攪拌至滑順。如果仍有結塊,用細孔濾網過濾麵糊。

煎可麗餅

1. 用中小火加熱約 20 公分的不沾鍋。
2. 噴上食用油,再用廚房紙巾擦掉過多的油。
3. 用一個容量約 60 毫升的湯勺將可麗餅麵糊舀入鍋中,鋪成薄薄的一層,覆蓋整個鍋底。鍋裡不應該有多餘的麵糊。
4. 煎至可麗餅底部呈金黃色。如果太快變色,請降低溫度。
5. 用刮刀翻面,再煎 30 秒。
6. 將可麗餅放在一個盤子上,重複上述步驟,直到用完所有的麵糊,大約可製作 8 至 10 片可麗餅。

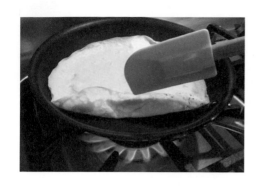

內餡的作法

在調理盆中混合椰棗、香蕉、哈蜜瓜和羅勒。請於使用前再製作。

組合可麗餅

1. 將可麗餅放在平坦的工作臺上，淺色面朝上。
2. 將 5 大匙的內餡擺至可麗餅的中心。
3. 把可麗餅的左右邊緣向中間折疊。
4. 將可麗餅捲起（捲法類似墨西哥捲）。
5. 淋上蜂蜜食用。

香蕉哈密瓜薑汁可麗餅

分量
4

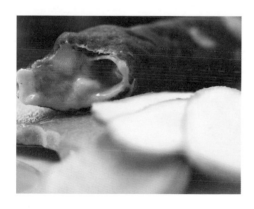

每份營養標示 （每份 2 片可麗餅）

熱量	236 大卡
蛋白質	10 克
碳水化合物	41 克
脂肪	4 克

可麗餅的材料

麵粉	3/4 杯
牛奶	1 又 1/4 杯（約 295 毫升）
雞蛋	2 顆
不沾鍋食用噴霧油	適量

內餡的材料

熟香蕉 （去皮並切成約 1 公分的小方塊）	2 根
哈密瓜 （去皮和籽，切成約 0.8 公分的小方塊）	1/2 個
薑（去皮並磨碎）	1 大匙
脫脂酸奶油	2 大匙

| 可麗餅的作法 |

1. 將麵粉倒入一個大的調理盆中。

2. 在小碗中混合牛奶和雞蛋。

3. 用打蛋器將麵粉往四周撥開，中央留出空間，倒入三分之一的 **2**，以畫小圈圈的方式在中間攪拌，直到變成濃稠的糊狀物。

4. 攪拌時請留意不要太大幅度，避免打蛋器拌進大量四周的麵粉，以免導致混合得過快，使麵糊結塊。

5. 將麵糊攪拌至類似於濃稠的鬆餅麵糊時，再加入另外三分之一的 **2** 並繼續攪拌，直到麵糊變稀且沒有結塊。

6. 加入最後三分之一的 **2** 攪拌至滑順。若仍有結塊，用細孔濾網過濾麵糊。

| 煎可麗餅 |

1. 用中小火加熱約 20 公分的不沾鍋。

2. 噴上食用油，再用廚房紙巾擦掉過多的油。

3. 用一個容量約 60 毫升的湯勺將可麗餅麵糊舀入鍋中，鋪成薄薄的一層，覆蓋整個鍋底。鍋裡不應該有多餘的麵糊。

4. 煎至可麗餅底部呈金黃色。如果太快變色，請降低溫度。

5. 用刮刀翻面，再煎 30 秒。

6. 將可麗餅放在一個盤子上，重複上述步驟，直到用完所有的麵糊，大約可製作 8 片可麗餅。

| 內餡的作法 |

在調理盆中混合香蕉、哈密瓜、薑和脫脂酸奶油。

| 組合可麗餅 |

1. 將可麗餅放在平坦的工作臺上，淺色的一面朝上。

2. 將 5 大匙的內餡倒在可麗餅的中心。

3. 將可麗餅的左右邊緣向中間折疊。

4. 將可麗餅捲起（類似於墨西哥捲）。

(NOTE) **主廚筆記**

◆ 你可以在可麗餅上撒上糖粉或少量黑糖。

熱帶薑汁蘆薈米布丁

分量
12

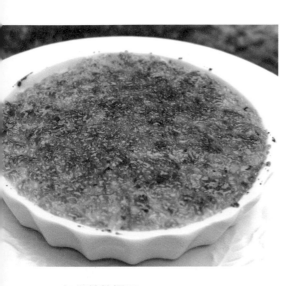

每份營養標示

熱量	124 大卡
蛋白質	4 克
碳水化合物	25 克
脂肪	1 克

材料

米（推薦使用 Arborio 米）	1 杯
牛奶	4 又 1/4 杯
薑（去皮並切成細絲）	2 茶匙
蛋黃	1 顆
香草莢 （用削皮刀切成兩半並刮出香草籽）	1 支
黑糖	1/4 杯
鹽	1 茶匙
新鮮蘆薈 （去皮並切成約 0.5 公分的小方塊）	1/3 杯
粗糖（粗糖有更多的糖蜜風味）	1/2 杯

作法

1. 在中型湯鍋中將牛奶煮沸。加入香草莢和香草籽。調降火力，慢慢悶煮。

2. 把薑和米放入 **1** 中攪拌均勻。用鍋蓋把鍋子蓋上一半，悶煮約 25 分鐘。把鍋子從爐子上移開。

3. 在調理盆中混合黑糖、鹽、蘆薈和蛋黃。拌勻後立即倒入 **2** 中，攪拌約一分鐘。

4. 把烤模裝到幾乎全滿，靜置冷卻。

5. 上桌前在每份米布丁上撒一層薄薄的粗糖。將每個布丁往下倒轉一秒，以去除多餘的糖。用毛巾將邊緣完全擦乾淨。

6. 用料理噴槍將糖輕微焦糖化。

(NOTE) **主廚筆記**

◆ 如果米煮得不夠熟或鍋底開始沾鍋，可添加 1/2 杯牛奶。

◆ 確保用毛巾角將烤模邊緣完全清潔乾淨。任何殘留在邊緣的糖只要接觸到噴槍，火焰就會立即燃燒。

◆ 如果沒有噴槍或害怕使用噴槍，可以放入預熱的烤箱中，在上部加熱管下烘烤，直到糖開始焦糖化並稍微改變顏色。從烤箱中取出，放到微熱後食用。

◆ 蛋黃與悶煮的米飯混合後等於經過巴氏殺菌。雞蛋和米飯混合物會一起達到 180°F（約 82°C）。

梨子小豆蔻雪酪

分量
15

每份營養標示

每份營養標示	
熱量	153 大卡
蛋白質	2 克
碳水化合物	38 克
脂肪	0.5 克

材料

材料	
新鮮西洋梨 （洗淨、去皮、切半、去核，切成約 2.5 公分的小方塊）	2 磅 / 907 克
水	3 杯
蜂蜜	1 又 1/2 杯
鹽	1/2 茶匙
香草精	1 茶匙
薑（去皮並磨成細末）	1 茶匙
小豆蔻粉	1/8 茶匙
牛奶	2 杯

| 作 法 |

1. 將水倒入大型湯鍋中，放入西洋梨、蜂蜜、鹽、香草、薑和小豆蔻粉。

2. 煮沸後悶煮 20 分鐘，直到梨子變軟。

3. 用手持攪拌器攪打至滑順。

4. 冷卻後放入冰塊製造盒中。放入冰箱冷凍一夜。

| 上 菜 |

1. 從冰塊製造盒中取出西洋梨果泥冰塊。

2. 將 1 杯牛奶和 3/4 的西洋梨果泥冰塊放入果汁機，攪打至滑順。

3. 添加其餘的牛奶或更多的果泥冰塊調整到自己偏愛的稠度。

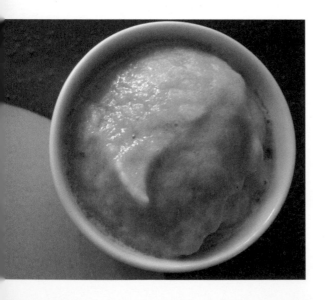

NOTE **主廚筆記**

◆ 我喜歡留著西洋梨的果皮以獲得維生素，但記得要把西洋梨徹底清洗乾淨。

◆ 現在市場上有很多功能強大的果汁機。我使用的是 Vitamix 調理機，它附有可以幫助消除塊狀物的攪拌棒。

◆ 如果你使用的是西洋梨罐頭，請在食用當天製作雪酪。將瀝乾汁液的梨子放入果汁機，加入蜂蜜、鹽、香草精、薑、小豆蔻和冰塊。攪拌並添加牛奶至自己偏好的稠度。

◆ 儘量使用熟透的西洋梨。美國西洋梨的產季是從九月至二月。成熟的梨子會變黃，而且很容易碰傷。

西瓜薑汁義大利冰沙

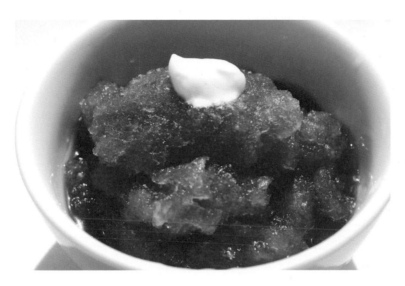

每份營養標示

熱量	80 大卡
蛋白質	0.1 克
碳水化合物	23 克
脂肪	0.1 克

材料

無籽西瓜汁 （西瓜切成兩半，切下果肉打成汁）	3 杯
水	1 杯
蜂蜜	1/2 杯
丁香粒	1 顆
肉豆蔻粉	1 小撮
嫩薑（去皮並磨成細末）	1 茶匙
鹽	1/4 茶匙
檸檬皮（洗淨並磨成細末）	1/2 茶匙

| 作法 |

1. 將水、蜂蜜、丁香、肉豆蔻、薑、鹽和檸檬皮煮沸。待其冷卻後過濾。

2. 把 1 加入西瓜汁中。

3. 將果汁放在一個可以冷凍的碗裡，冷凍 3 小時。每隔 15 分鐘用螺旋打蛋器（Sauce whisk）攪拌一下。

NOTE 主廚筆記

◆ 義大利冰沙也可以在冷凍庫裡放一個晚上，然後用普通的叉子壓碎。如此一來，在冷凍時就不需要每 15 分鐘攪拌一次。

速成香蕉雪酪

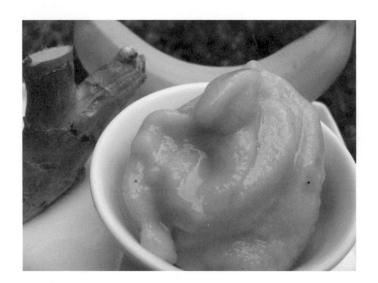

分量
10

每份營養標示

熱量	45 大卡
蛋白質	0.5 克
碳水化合物	12 克
脂肪	0.1 克

材料

香蕉（去皮）	3 根
薑（去皮並磨成細末）	1 大匙
小豆蔻粉	1/8 茶匙
蜂蜜	2 大匙
鹽	1/4 茶匙
冰塊	3 杯

|作法|

1. 將香蕉、薑、小豆蔻、蜂蜜和鹽放入果汁機中。

2. 高速攪打至滑順。

3. 加入冰塊，攪打至奶霜狀。可視情況加入更多的冰塊。

4. 立即食用或放冰箱冷凍起來。

(NOTE) 主廚筆記

◆ 要製作這種雪酪，最好使用帶有攪拌棒的大型調理機，如此一來冰塊就能被往下推向調理機的刀片。

◆ 如果調理機刀片周圍形成空氣穴，請暫停攪打。手動進行攪拌，然後重新啟動。

奶油果仁糖慕斯

分量
8

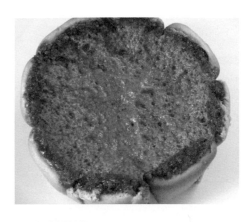

每份營養標示

熱量	204 大卡
蛋白質	5 克
碳水化合物	36 克
脂肪	5 克

材料

糖	1 杯
水	1/3 杯
奶油	3 大匙
吉利丁粉（在 3 大匙溫水中浸泡）	1 茶匙
牛奶　　　　4 液體盎司／ 118 毫升 （保留 1/4 的冰牛奶；將 3/4 的牛奶煮沸）	
玉米澱粉（與冰牛奶混合）	1 茶匙
脫脂酸奶油	1/3 杯
蛋白	6 顆
鹽	1/8 茶匙
富蘭葛利香甜酒（Frangelico）	1 大匙
手指餅乾 （切成約 1 公分的小方塊，用富蘭葛利香甜酒浸泡）	4 塊
熟香蕉 （去皮並切成約 1 公分的薄片）	1 根

|作法|

1. 將水和糖放入湯鍋中煮沸。

2. 攪拌使糖水旋轉，幫助其均勻加熱。

3. 當糖呈現深金黃色時，加入奶油並再次攪拌。當焦糖溫度超過 260 ℉（約 126℃）時，要非常小心。

4. 在碗中用水將吉利丁粉泡開。

5. 在另一個湯鍋中，將 3/4 的牛奶煮沸，然後加入混合好的玉米澱粉漿和冰牛奶。在煮沸的同時不斷攪拌。加入吉利丁，攪拌並使其冷卻到室溫。

6. 將 **5** 加入溫熱的 **3** 中，冷卻的同時頻繁地攪拌，當溫度降到室溫時，加入酸奶油。

7. 在一個大碗中加入鹽和蛋白。攪拌並打至濕性發泡。

8. 將 **7** 舀入 **6** 中。用橡膠刮刀仔細攪拌。

9. 用湯勺舀至馬丁尼酒杯中，一份為一杯，放入幾塊用酒輕微浸泡過的手指餅乾和香蕉，讓奶油自然分層。

10. 冷藏 2 小時，冰涼享用。

11. 也可以裝飾上自己偏愛的水果。

番薯哈密瓜蛋糕

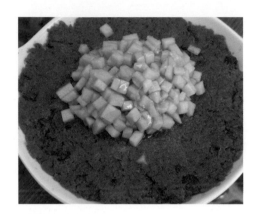

每份營養標示

熱量	205 大卡
蛋白質	4 克
碳水化合物	45 克
脂肪	2 克

材料

番薯（去皮並磨碎）	2 磅 / 約 907 克
薑泥	1 大匙
熟香蕉 （去皮並切成約 1 公分的小方塊）	2 根
黑糖	4 大匙
葡萄乾	4 大匙
鹽	1/4 茶匙
香草精	1/2 茶匙
蘭姆酒	2 大匙
肉豆蔻粉	1/2 茶匙
丁香粉	1/8 茶匙
萊姆皮	1 大匙
加糖煉乳	1/2 杯
哈密瓜 （切成兩半，去籽、去皮，切成約 0.5 公分的小方塊）	1 顆
蜂蜜或龍舌蘭糖漿（調味用）	適量

作法

1. 在一個厚底鍋中，加入番薯、薑、香蕉、黑糖、葡萄乾、鹽、香草精、蘭姆酒、肉豆蔻、丁香、萊姆皮和煉乳。

2. 慢慢煮，同時一邊用木勺攪拌，約煮 40 至 60 分鐘。

3. 倒入噴上食用噴霧油的派盤中。

4. 將 3 均勻鋪開冷卻。

5. 蓋上哈密瓜，淋上蜂蜜或龍舌蘭糖漿調味。

6. 立即享用或冷藏保存。

(NOTE) 主廚筆記

◆ 甜點中不含酒精。酒精在烹煮過程中會蒸發，但是卻留下了蘭姆酒的香氣，增加了風味的複雜性。

Chapter 4

細說逆流科學

THE SCIENCE

好消化的逆流科學

潔米・考夫曼醫生／美國外科醫師協會會員（F.A.C.S.）

　　你可能從來沒想過，逆流幾乎比任何其他常見的疾病都更加複雜且具有爭議性 [1-3]。逆流難以捉摸的程度，就如同瞎子摸象的典故：

　　第一位盲人摸到象腿時驚呼道：「我可以清楚地看到它，大象就像是一棵樹。」第二位盲人握著象鼻說：「不，大象就像一條很大的蛇。」第三位盲人抓住了一隻耳朵說：「啊哈，你們都錯了，大象就像一片巨大的葉子。」每位盲人都察覺到事實的一部分，但是沒有人瞭解它的全部。

　　在本章中，我將嘗試描述出整頭大象，其中大部分是根據我近 30 年來對逆流疾病的基礎科學和臨床研究 [1-59]。

　　就逆流而言，故事中的三位盲人可能代表著三個醫學專科，每個專科專注於呼吸消化道的不同部位：（1）耳鼻喉科醫師（ENT）專精於耳朵、鼻子和喉嚨；（2）胃腸科醫師（GI）專精於食道（連接喉嚨和胃的吞嚥管）；（3）胸腔內科醫師（PUL）專精於肺部。其他許多的醫學專科也會遇到逆流患者，包括內科、家醫科、兒科和重症加護科。

　　逆流仍然存在爭議。部分問題在於每個醫學專科都有自己的語言和一套與逆流相關的疾病。雖然「胃酸逆流」是這種疾病最常見的非專業術語，但「胃食道逆流疾病」和「咽喉逆流」分別是胃腸科醫師和耳鼻喉科醫師廣泛使用的術語（逆流的常用術語清單請見第 14 頁）。逆流有如此多不同的術語，說明了醫學界對此疾病的機制和表現形式的認識仍不夠完整。更糟糕的是，大多數醫學專家仍然不瞭解其他專科的文獻和

研究。寓言故事中的三位盲人至少有互相分享彼此的發現──但是醫學專科卻沒有。

✚ 逆流的歷史

就最基本的形式而言，逆流是指胃的內容物倒流回食道（喉嚨和胃之間的肌肉吞嚥管），「胃食道逆流」就是描述此型態逆流的術語。逆流的相關論述直到 20 世紀才真正問世，不過在古代就已經知道暴食後可能導致嚴重的胸口灼熱（即火燒心）[1]。

1935 年，溫克爾斯坦（Winkelstein）提出「食道消化性潰瘍」的論述，這也是逆流首次被視為疾病[60]。他推測食道的損傷是由於胃部內容物的倒流所致。在此之前，醫生們已經認識食道的疾病，如潰瘍、發炎和狹窄（由於疤痕造成的狹窄），同時伴隨胸口灼熱的症狀。然而，他們認為這些食道疾病的結果是歸因於結核病和膽結石等疾病[1]。

在 1940 和 1950 年代，食道 X 光攝影開始流行（使用吞鋇法），而裂孔疝氣（Hiatal hernia）的發現則成為胃食道逆流疾病診斷的同義詞（裂孔疝氣是在吞鋇過程中從解剖學上觀察到的異常；它是一種胃瓣膜的畸形，胃瓣膜也稱為下食道括約肌，這種畸形會導致胃的最上部向上滑入胸部）。

當時，唯一有效的抗逆流藥物是 Tagamet（一種 H2- 拮抗劑，類似於今天的 Zantac），針對嚴重胸口灼熱和裂孔疝氣等症狀的人，往往會建議進行抗逆流手術[61,62]。然而，我們現在知道事情沒那麼簡單──也就是人們可能在沒有裂孔疝氣的情況下發生逆流，也可能在沒有逆流的情況下出現裂孔疝氣。現實情況是許多患有逆流疾病的人確實有裂孔疝氣，這意味著其下食道瓣膜相對虛弱。然而，裂孔疝氣的存在並不代表需要手術。現在，腹腔鏡抗逆流手術（胃底折疊術，Fundoplication）仍然是許多嚴重或頑強逆流患者的治療選擇，尤其是對於咽喉逆流的患者而言[41,62,63]。

在 1960 年代和 1970 年代，臨床（診斷）技術日趨成熟，包括愈來愈常使用食道壓力檢測（評估和測量吞嚥和食道功能）[64,65]、軟式內視鏡和內視鏡[66]、以及 pH 值（酸）監測系統[67-69]。有了這些診斷方法和一些新的治療方法，人們開始更瞭解如何管理胃食道逆流疾病[70-87]。然而，咽喉逆流仍然藏身在暗處。

還記得那三位盲人嗎？從發現者和發現時間的角度來審視逆流的歷史有其意義。我們無法以一種完整的疾病去理解逆流，在很大程度上是由於醫學學術界的鬥爭和對其他專科研究的無知。

回顧近年的歷史，耳鼻喉科（ENT）和胃腸科（GI）一直在分享逆流這塊大餅，但是現代內視鏡檢查之父是一位名叫謝費利爾・傑克遜（Chevalier Jackson）的耳鼻喉外科醫生[88]。在 1890 年，傑克遜發明了可遠端照明的食道鏡，一種用於檢查食道的空心硬質金屬器械[1]。在二十世紀的大半日子裡，傑克遜和他在耳鼻喉科的門徒們都在進行呼吸和消化道的內視鏡檢查。

1960 年代後期，隨著軟式內視鏡的發明[66]，許多胃腸科醫師開始成為研究胃食道逆流疾病的專家。在 1980 年代初期，胃腸科和耳鼻喉科之間存在著合作與共同研究的關係[3,5-7]，但是隨著咽喉逆流（逆流進入喉頭和咽頭）的發現，以及經鼻食道鏡（TNE，transnasal esophagoscopy）檢查的出現[24、33、45、58、89、90]，雙方合作就此破裂。問題就出自於彼此見解上的差異——每個專科在他們的病人身上，都看到了不同的逆流表現和症狀。

✚ 咽喉逆流與胃食道逆流的差異

許多逆流患者會感到無助，因為他們的醫生只瞭解典型的胃食道逆流疾病，一旦他們出現不同的症狀，醫生們就沒轍了。在我寫這本書的當下，我給一位患者預覽了其中一個章節，她將其與自己當地的

醫生分享。然後她告訴我，她的醫生堅持她的吞鋇檢查沒有顯示出有逆流的跡象，而且我的章節有「很多廢話」。她說：「可是他甚至沒有讀過這本書」。我在這裡講這個故事是為了強調，各專科之間仍然存在著很大的歧異。

在我從事咽喉逆流（隱性逆流）的研究之前，有幾位勇敢的先驅者提出逆流不僅僅只是胃食道逆流而已[91-100]；然而，這方面的文獻很少，大多數報告都只是軼事。有幾位應該為其咽喉逆流的開創性思維而受到讚揚，他們也是對我影響最大的人：內爾斯·奧爾森（Nels Olson）[96]、唐·雀瑞（Don Cherry）[91]、保羅·沃德（Paul Ward）[100]、保羅·喬多士（Paul Chodosh）[94]，以及鮑伯·圖西爾（Bob Toohil）[101]。我記得奧爾森博士警告過我，咽喉逆流這個主題是個燙手山芋，一些和他同世代的學者們曾試圖詆毀他，因為他主張咽喉逆流無處不在，而且會導致無數呼吸道疾病。當然，當奧爾森博士談到逆流時，他將其稱為胃食道逆流疾病。在過去的二十年間，有許多報告將逆流與耳、鼻、喉和肺的疾病連結起來[95-124]。

1991 年，也就是我在耳鼻喉學會（Triological Society）發表論文的那一年[1]，我創造了「咽喉逆流」這個術語。我覺得我們需要一種新的方式來描述在許多病人身上出現的「隱性」逆流現象。我選擇這個特定的術語，是為了提醒人們注意其症狀和表現是在喉部和咽部，而不是在食道。同時，我也認為咽喉逆流與胃食道逆流的診斷和治療並不相同。我的想法是有意在兩個專科之間創造一個疾病分類學上的區別，如此一來，耳鼻喉科醫師就能考慮到在胃腸科還不具公信力的觀點。

順帶一題，「隱性逆流」一詞是由威克森林大學（Wake Forest University）解剖學系主任沃爾特·博（Walter Bo）博士首先提出。1988 年，沃爾特是我的患者。在我解釋了一個人為什麼會有逆流卻沒有胸口灼熱的症狀後，他翻了白眼說：「我明白了。我有隱性的那種逆流。」我說：「是的，沃爾特，就是這樣；你有隱性逆流。」

雖然我接受的是耳鼻喉科的訓練，但是我在 1981 年開始將我的臨床重心放在喉科（聲音、喉嚨和吞嚥障礙），同年我開始注意到有喉部逆流表現卻沒有胸口灼熱的患者。當時，我在威克森林大學，因此我去找那裡的胃腸科醫師討論我的患者。

該部門的負責人起初對於逆流是否眞的會影響喉部抱持懷疑態度。所以我說服了他的一個研究員協助我以胃腸科用於監測胃食道逆流的 pH 值設備來研究我聲音沙啞的患者。

1984 年，我們開始研究喉部發炎的患者，無論他們是否有胃腸道症狀；其中大多數人沒有。患者會佩戴著兩個獨立的 pH 值監測器，一種小而柔軟的導管，其中一個進入食道，另一個進入喉嚨。兩根管子都與連續測量酸度的微型電腦相連。電腦會記錄下所有逆流事件的發生，並將資訊儲存起來供後續分析。

於是出現了二十四小時動態雙探針 pH 值監測（同時檢測咽部和食道）。

我們在 1986 年報告了第一個 pH 值測試結果 [5]。沒錯，聲音沙啞的患者其喉嚨的確有逆流現象。1987 年，我有了自己的逆流測試實驗室，然後我們開始累積數據，結果顯示咽喉逆流患者的逆流模式在定性和定量方面都與典型的胃食道逆流患者有所不同 [1,6,7,15,17]。

可悲的是，時至今日，高品質的逆流測試也只有在少數地方得以進行。在紐約聲音研究所（Voice Institute of New York），我們通常採用完整的高解析度壓力檢測、ISFET 技術的動態 pH 值監測（同時監測咽部和食道），使用新的軟體分析每個 pH 值數據 [3] 與經鼻食道鏡檢查。這種技術組合定義了疾病的模式、機制和嚴重程度，從而可以爲每個病人定制個人化的治療。這就是當前的最新技術。

1989 年，我們已經瞭解到咽喉逆流的逆流機制和模式與胃食道逆流不同 [1,3-7,23,27,33]。大多數胃食道逆流的患者會有胸口灼熱、食道炎、運動障礙和長期暴露於胃酸或胃蛋白酶的仰臥（夜間）逆流模式 [1-3,5-

[7,10,17,27,32,33]。相反地，咽喉逆流患者通常沒有胸口灼熱或食道炎，並且以直立（白天）逆流模式爲主 [1-3,5-7,32,33]。總結咽喉逆流和胃食道逆流疾病之間的典型差異如**表 1** 所示。

表 1 ｜ 總結胃食道逆流疾病和咽喉逆流之間的典型差異

	胃食道逆流疾病 （GERD）	咽喉逆流 （LPR）
症狀		
胸口灼熱、胃酸逆流 （僅有一項或兩者兼具）	++++	+
聲音嘶啞、咳嗽、吞咽困難、喉嚨異物感	+	++++
檢查結果		
胸口灼熱、胃酸逆流 （僅有一項或兩者兼具）	++++	+
聲音嘶啞、咳嗽、吞咽困難、喉嚨異物感	+	++++
檢測結果		
糜爛性食道炎或巴瑞特氏食道	+++	+
食道 pH 值監測異常	++++	++
咽部 pH 值監測異常	+	++++
食道運動障礙	+++	+
食道胃酸廓清 （Acid learance）異常	++++	+

逆流的模式		
仰臥（夜間）逆流	++++	+
直立（白天）逆流	+	++++
兩者兼具（異常的直立和仰臥逆流）	+	+++
對治療的反應		
調整飲食和生活方式的有效性	++	+
使用單劑量的氫離子幫浦阻斷劑有成效	+++	+
使用每日兩次的氫離子幫浦阻斷劑有成效	++++	+++

氫離子幫浦阻斷劑＝ PPIs（例如 Nexium、Protonix、Prilosec、Prevacid 和 Zegerid）

✚ 逆流疾病的元兇：胃蛋白酶

　　咽喉逆流和胃食道逆流之間的主要差異之一是喉部和食道損傷的閾值相當不一樣[1,39,42,49]。根據標準的 pH 值監測數據，一個人可以有多達 50 次的食道逆流（pH 值＜ 4）事件，而且主要發生在飯後，這種情況實屬正常。然而，當逆流發生在喉部，每週三次可能就算太多[1]。此外，胃蛋白酶（而不是酸）是逆流物質中主要的傷害性成分[1,28,39,125-128]。從動物實驗中，我們知道酸和胃蛋白酶的組合（即活化的胃蛋白酶）會比任何其他酶的組合造成更多的組織損傷。例如，在混合物中加入膽鹽（Bile salts）會降低逆流物質的效力[1,127,128]。

　　胃腸科和耳鼻喉科的文獻都同意造成組織損傷的是胃蛋白酶而不是酸[1,127,128]。遺憾的是，一些胃腸科文獻記錄胃蛋白酶在 pH 值超過 4

時就不會活化；但是，那些實驗使用的是豬的胃蛋白酶 [126]。我們的實驗室已經明確證實，人類的胃蛋白酶在 pH 值 6 以下仍具活性 [54]。請參閱第 24 頁「你的食物可能正在反噬你」中的胃蛋白酶活性曲線。

包括與逆流有關的細胞生物學在內，大部分重要的研究都是我在威克森林大學的實驗室與英國的合作者共同進行 [28,39,42,47-49,51,53-57]。研究論文發表在經同儕審查的知名醫學雜誌上，然而，這些強而有力的科學文獻似乎除了耳鼻喉專科之外，基本上沒有引起人們的注意。

以下總結了最重要的發現及其對逆流疾病的理解造成的影響：

- 胃蛋白酶是胃部的主要消化酶，它可以附著（結合）在組織上並破壞蛋白質，進入細胞，並破壞正常的細胞功能 [39、42、48、49、53-55、124、129]。

- 胃蛋白酶的活化需要一些酸，人類胃蛋白酶在 pH 值 1 至 6 的範圍內都具有活性，在 pH 值為 2 時存在 100% 的活性，在 pH 值為 6 時則存在 10% 的活性 [54]。

- 咽喉逆流（LPR）患者的喉部組織上和內部都有胃蛋白酶的蹤影，而且這種胃蛋白酶可以長時間保持附著狀態，可能會被任何來源的酸重新活化，包括酸性食物和飲料 [42]。

- 在迄今為止的研究中，咽喉逆流和喉癌的組織損傷蛋白質圖譜相似 [3,39]；請見**表 3**。

- 逆流與巴瑞特氏食道的發展有關，巴瑞特氏食道是食道癌的前兆；它在有咽喉逆流症狀的患者中發生的頻率與在傳統胃食道逆流疾病患者中發生的頻率相同 [131-135]。

- 在臨床上，當飲食中的酸含量受到限制時，逆流症狀的患者會有所改善 [136]。潔米醫生報告了一系列頑強性咽喉逆流患者的臨床試驗結果。（頑強性的定義是使用高劑量抗逆流藥物仍然治療失敗。）這些病人接受了至少兩週的入門逆流食療（飲食中沒有任何 pH 值低於 5 的食物）；95% 的病人得到了明顯的改善，值得注意的是有

些病人的症狀完全消失 [136]。

● 最後，各種形式的逆流漸增，特別常見於美國的年輕族群 [137]。

✚ 綜合呼吸消化道醫學

在試圖描述整頭大象時，我必須重申，這三位盲人體現了醫學界的分裂。2009 年，我在美國氣管暨食道科學協會（American Broncho-Esophagological Association）以「專業化：當還不夠格成為最好」（Specialization: When Being the Best Isn't Good Enough）為題為大會致詞。在那次演講中，我呼籲將耳鼻喉科、胃腸科和胸腔科等專科合併，形成一個新的「專科」，即綜合呼吸消化道醫學。我認為，專家的問題在於他們只通曉解剖學上的特定區域；然而，逆流是整個呼吸消化道的疾病，其組成部分請見**表 2**。

這些解剖學區域相互連接，因此擅自預期逆流疾病的發生會遵守我們醫學專科的分界是一件極為荒謬的事。例如，為什麼胸腔科醫師遲遲不願意接受逆流是導致肺部疾病的一個重要原因呢 [8,15,106,107] ？實在令人費解。在我看來，咽喉逆流是造成多達 70% 的肺部疾病的原因。

我是咽喉逆流和隱性逆流的專家。實際上創造出這兩個術語的人也是我。然而，我知道，儘管我希望能照顧好全部的病人，但我仍然是盲人之一。這項工作表明了合作研究的迫切需要，特別是在跨專科領域的轉化細胞生物學方面。

在本章後面提到的「缺失的環節」篇章中，你將會發現我們還有一個知識缺口———對於環境醫學和飲食的健康風險，我們幾乎一無所知。我擔心在有生之年，我們都將變成科學實驗的一份子。在這個駭人聽聞的實驗中，用心良苦的科學家專注於讓食品免受細菌污染，但是其中發生的意外和無法預期的後果，可能導致我們陷入全國性的公共衛生危機。逆流無處不在，而其後果很嚴重，甚至會致命。

表 2 ｜ 呼吸消化道的組成部分

鼻子和鼻竇

口腔（嘴巴）

咽（喉嚨）

喉頭

食道（吞嚥管）

胃和上層腸道

氣管（呼吸管）和肺部

✚ 逆流與癌症

　　病人最常問的問題之一是逆流是否會導致癌症。我相信，答案是肯定的。這也是本書如此關注當今典型飲食中酸度的部分原因。

　　我們還沒有證實逆流會導致喉癌和聲帶癌，但是有強大的間接臨床證據以及實驗室研究支持這個論點[1,7,9,39,114,119-124]。我們認為，一個人不吸煙也會得喉癌，但是沒有逆流則不會[4,39]。本節提出六個論點來支持此一概念：

1. 許多喉癌患者是非吸煙者或戒煙者。

　　我們的前瞻性研究蒐集了 50 名患有早期聲帶癌的成年患者[9]。其中 44%（22 ／ 50）是現行吸煙者；42%（21 ／ 50）是戒煙時間中位數為 8 年的戒煙者；14%（7 ／ 50）是從未吸煙者。透過 pH 值監測，我們發現 68% 的患者有逆流現象，幾乎是那些真正吸煙者的兩倍。此外請記住，在研究組中有 7 名從未吸煙者[9]。

2. 有些人會得到有復發性、輕微並與逆流相關的聲帶癌,這些癌病變會定期用雷射手術切除。

多年來,我們見過許多類似的病例。值得注意的是,當這些患者的逆流得到控制時,他們之中幾乎有半數人的癌症不會再復發。對於有非典型增生和白斑病等癌前病變的患者來說,情況也是如此 [1,114]。

3. 在對不同的患者族群進行逆流檢測時(包括有咳嗽、喉嚨痛等症狀的患者),顯示逆流比例最高的是癌症病人。

1991 年,我們的報告指出 84%(21 / 25)喉癌患者的逆流檢測異常,其中 5 人是從未吸煙者 [1]。

4. 我們比較了吸煙者和非吸煙者的逆流(pH 值)檢測結果,發現吸煙者在食道和喉嚨的逆流量是非吸煙者的兩倍。

吸煙後兩分鐘內與上、下食道瓣膜鬆弛特別有關,三分之二的吸煙者會發生逆流 [55,138]。

5. 我們的實驗室在人類患者和動物模式中研究了逆流在細胞層次上的影響,發現咽喉逆流患者和癌症患者在喉部有巨大的相似之處。

在這些研究中,最重要的是以活體組織切片分析喉部組織內是否存在胃蛋白酶。在沒有逆流的正常對照組中,有 5%(1 / 20)發現了胃蛋白酶。另一方面,95% 的咽喉逆流(逆流到喉部)患者活體組織切片中含有胃蛋白酶;100%(5 / 5)喉癌患者的癌組織中含有胃蛋白酶 [39,47,55]。此外,妮基・約翰斯頓(Nikki Johnston)等人在細胞生物學方面進行的卓越里程碑實驗 [42,47,48,51,53,54,124] 顯示,胃蛋白酶會上調導致癌症的基因,這暗示胃蛋白酶實際上是導致喉癌的原因 [124]。

6. 喉癌和食道癌之間存在著相似之處。

　　圖 1 透過特殊的染色技術顯示逆流性喉炎中存在著胃蛋白酶（圖 1A），而巴瑞特氏食道活體組織切片的檢體也存在胃蛋白酶（圖 1B）。

圖 1：胃蛋白酶免疫組織化學染色法（Immunohistochemistry, IHC）

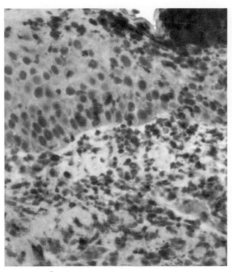 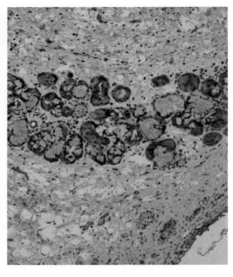

A. 逆流性喉炎透過 IHC 顯示存在胃蛋白酶　　B. 透過 IHC 顯示巴瑞特氏食道中的胃蛋白酶

下表（**表 3**）總結了細胞生物學的研究結果。正如所見，除了一種壓力蛋白（Stress protein）HSP70 之外，逆流和喉癌具有相同的蛋白質分析 [4,39,47-49]。

表 3 ｜ 總結胃食道逆流疾病和咽喉逆流之間的典型差異

	控制組	咽喉逆流	癌
胃蛋白酶	None	+	+
CAIII	↔	↓	↓
鈣黏著素 E（E-cadherin）	↔	↓	↓
SEP70	↔	↓	↓
SEP53	↔	↓	↓
HSP70	↔	↔	↓

+ ＝陽性（存在）
↔ ＝正常（基線）水準
↓ ＝與正常控制組相比下降

如前所述，食道癌是美國成長速度最快的癌症之一，我們在大約 7% 咽喉逆流患者中發現了巴瑞特氏食道，這是一種已知與逆流相關的癌前病變形式 [33,44,52]。令人震驚和值得注意的是，巴瑞特氏食道在有隱性逆流（咳嗽和聲音嘶啞症狀）的耳鼻喉科患者中，與在有胸口灼熱的胃腸科患者中一樣常見 [134]。

總之，有臨床和科學的證據表明，逆流（主要是胃蛋白酶）可能會導致喉部和食道的癌症。

圖 1 的 A 和 B 所示活體組織切片檢體中的棕色物質是用特殊技術

染色的胃蛋白酶。由圖中很容易看出來由上而下的膳食酸如何像由下而上的酸一樣刺激了胃蛋白酶。

我們最關心的問題之一是，大量美國人有罹患癌症的潛在風險，而我們還沒有方法能夠識別出最有風險的易感者。作為臨床醫生，我們可以肯定地說，我們在愈來愈多年輕病人身上看見愈來愈多的逆流；在我們看來，這是一個不祥的警告信號。

有人可能會批評這是危言聳聽，而且遺憾的是目前我們還無法針對所有的主張和信念提出證明。然而，我們的數據和臨床印象值得對公眾領域開放，以便其他研究人員和臨床醫生能夠針對我們提出的關聯性進行探討。我們認為飲食正是缺失的環節——我們的飲食可能正在殺害我們，現在是時候積極探索這些變數並加以解決了。

順帶一提，對於合理懷疑自己罹患癌症的人，我建議應該去接受檢查。醫療技術已經不同以往，醫生現在使用的「經鼻食道鏡檢查」技術[29,33,58,134]，可以讓病人在清醒、舒適、沒有痛苦的情況下進行內部檢查。需要使用特殊設施和麻醉才能檢查癌症的想法已經過時了。

➕ 缺失的環節

為什麼逆流會成為一種流行病？為什麼食道癌是美國增長最快的癌症之一？為什麼有這麼多逆流患者的治療不見成效？我們認為，答案與高濃度的膳食酸有關。這種情況是如何又是何時發生的呢？

雖然關於這個逆流流行病的故事著重在「酸」，但是我們應該回顧一下自第二次世界大戰以來出現的四個重要的飲食趨勢。觀察各種酸化程度愈漸增加的調理食品和飲料就可以發現飲食趨勢的變化：飽和脂肪增加；糖（低升糖指數碳水化合物）增加；以及防腐劑、穩定劑、增稠劑和人工甜味劑的使用增加。故事是這樣的：

表 4 │ 美國飲食具指標性的里程碑事件

1886 年　可口可樂問世；1893 年百事可樂問世

1919 年　美國碳酸飲料瓶裝公司（American Bottlers of
Carbonated Beverages）成立

1952 年　第一款健怡汽水售出（Kirsch No-Cal Ginger Ale）

1955 年　麥當勞公司成立；速食誕生

1962 年　即時食品在美國家庭中變得普遍

1963 年　麥當勞開始以家庭為客群銷售餐點

1965 年　罐裝汽水首次在自動販賣機上銷售

1966 年　美國軟性飲料協會（National Soft Drink Association）
成立

1967 年　高果糖玉米糖漿問世

1973 年　聯邦管制法規第 21 篇：制定法律應對肉毒桿菌中毒的爆
發

1985 年　含有高果糖糖漿的「新可樂」推出

1990 年　營養標示和教育法案（Nutrition Labeling and Education
Act）通過

2003 年　報導：垃圾食品占美國飲食熱量的三分之一

✚ 美國人的飲食如何以及何時發生了變化

可口可樂於 1886 年由亞特蘭大的一位藥劑師所發明，幾年後百事可樂也跟著問世 [140]。這些飲料當時是用飲料機提供，直到 20 世紀才真正以瓶裝上市。可口可樂在第二次世界大戰時期一舉成名，成了代表

性的美國飲料。卽便配方和成分多年來有所變化，但是這一類的飲料一直非常酸。目前可口可樂的 pH 值（酸度）爲 2.8，與胃酸的酸度一樣。

美國碳酸飲料瓶裝公司成立於 1919 年。經過多年的發展和幾次更名，他們成爲一個全國性的遊說團體。

第一款健怡汽水於 1952 年首次亮相。這也爲汽水行業開創了新的潛在市場，但同時也引入了大量添加劑和化學品。時至今日，一些低卡飲料的酸度比起非低卡飲料更酸。

1955 年，雷．克洛克（Ray Kroc）創辦了麥當勞公司。大多數戰後嬰兒潮一代都記得他們第一次接觸到麥當勞的時間。（就我個人而言，我記得 60 年代初期在麻塞諸塞州的戴德姆以 19 美分的價格購買了一個漢堡。）

到了 1962 年，卽時食品（如卽溶奶粉和卽時布丁）幾乎可以在每個美國家庭中看見。這些產品基本上是二戰口糧的遺留物，對消費者來說是美味可口。順便一提，我認爲「神秘肉（Mystery meat）」也是發明自同個時期。

1963 年，麥當勞開始爲家庭餐打廣告。這是行銷和公共關係的一個里程碑，也是一種革命性轉變，代表速食也適合家庭聚餐，速食店可以是在外用餐的便宜選擇。在此之前，人們將速食視爲低等食物，但透過這次的行銷成功，速食成爲美國人飲食中不可或缺的一部分。這也意味著有更多的汽水、更多的牛肉、更多的薯條以及更多的飽和脂肪會被提供給全國的消費者。

到了 1965 年，自動販賣機上出現了罐裝汽水，並且提供多種口味的健怡汽水和普通汽水。這些飲料不再只能由飲料機提供，而是每週七天，每天二十四小時，任何人只要有一毛錢和五分錢就可以享用。

1966 年，美國碳酸飲料瓶裝公司將其名稱改爲美國軟性飲料協會（National Soft Drink Association），並成爲了更加強而有力的遊說團體，成功地擊敗了試圖限制在公立學校等場所取得汽水的消費者團體。2004 年，協會再次改名，這次改成了美國飲料協會（American Beverage

Association）。2009 年，美國飲料協會在行銷、推廣和遊說方面花費了超過 1900 萬美元，其薪資名單上有來自七家不同公司的二十五名遊說者，比上一個選舉週期的支出增加了 1000%[141]。最近，它們成功擊退了對高糖飲料提高稅收的法律。你可以在美國響應性政治中心（Center for Responsive Politics）的網站上閱讀到更多的資訊——「2009 年的遊說活動：美國飲料協會」[141]。

當高果糖玉米糖漿（HFCS）在 1960 年代後期問世後，我們的食品供應確實發生了變化。在 20 年內，它被廣泛用於美國的汽水產品、其他甜味飲料和其他食品中。高果糖玉米糖漿比糖更容易使人們發胖（每盎司的熱量更高），但是價格比糖低。自高果糖玉米糖漿問世以來，公眾對它的消費已經增長到與蔗糖和甜菜糖相當。近年美國已將其視爲對抗肥胖流行的檢視目標。一旦低升糖指數的高果糖玉米糖漿成爲汽水的成分之一，汽水反而變得更容易使人發胖，而且糖份含量變得更高。

爲了應對 1973 年爆發的肉毒桿菌中毒，美國國會通過了聯邦管制法規第 21 篇，該法賦予食品和藥物管理局（Food and Drug Administration）監管跨越州界的罐裝和瓶裝商品的權力。

1985 年推出的「新可樂」引來了憤怒的「可樂狂熱者」一片噓聲和極大的鄙視，他們抱怨說這是一種沒有任何刺激的糖漿飲料。可樂愛好者稱它「比百事可樂還糟糕」。當時，我知道所謂的「新」可樂只是用高果糖糖漿替換糖的一個詭計。事實上，當「經典可樂」重新回到市場，「新可樂」消失時，玉米糖漿已經成功地取代了眞正的糖，完成了製造和行銷歷史上最出色的成本節約策略之一。

1990 年，美國國會通過了《營養標示和教育法案》，幫助指導消費者對他們購買的食品做出健康的選擇，並鼓勵製造商生產更健康的產品。這表示人們逐漸意識到，消費者有權知道自己到底吃進去了什麼。

2003 年，肥胖流行成爲全國性的新聞，同時也伴隨對於飽和脂肪

和糖的低升糖指數之關注。同時，儘管食品上都貼了營養標示，美國人還是繼續從「垃圾食品」中獲取很大一部分的熱量。

2009 年，每人每年平均糖攝取量達到驚人的 142 磅，每日平均鈉攝取量為 4500 毫克，而每日平均飽和脂肪攝入量約為 20 克 [142]。

✚ 美國食品藥物管理局的「優良製造標準」

聯邦管制法規第 21 篇經歷了重大修訂，並在 1979 年隨著「優良製造標準（GMP）」的建立而有了更詳細地說明。這些標準提高了某些食品添加劑的添加量和調理食品的酸度，以防止細菌的生長並減少細菌污染的可能性。然而，在關於食品安全的任何有記錄的討論中，卻都沒有考慮到食品供應的酸化可能產生的不利後果 [143]。

長期以來，食品的酸化一直被用作保存食品的一種手段，直到現代演變為防止和調節食品經長途運輸到商店貨架途中的細菌生長。美國食品藥物管理局透過第 21 篇法規所制定的「優良製造標準」系統並沒有針對類別去制定可以使用的酸和防腐劑；它只要求 pH 值低於 4.6，這個標準低到足以防止大多數的細菌。事實上，第 21 篇鼓勵將食品和飲料酸化到 pH 值 4.0 或以下：

> 「酸化食品的製造、加工和包裝應達到成品的 pH 值為 4.6 或更低……如果成品的 pH 值為 4.0 或更低，那麼可以經由任何適合的方法去測量最終產品的酸度。」
>
> 〔2002 年 4 月 1 日；美國政府出版局，21CFR114.80〕

此段意味著美國食品藥物管理局鼓勵製造商將產品酸化到 pH 值低於 4.0。「任何適合的方法」大概是允許只用酸鹼度測定計（pH meter）進行測試，以顯示 pH 值小於 4.0。

✚ 美國食品藥物管理局批准的食品添加劑

　　其中一個必須正視的問題是，爲達到美國食品藥物管理局規定的酸度水準，要使用哪些食品添加劑？結果有 333 種物質得到了美國食品藥物管理局的批准，它們被稱爲 GRAS，即「一般公認安全（Generally Recognized as Safe）認證」[144, 145]。

　　2010 年 2 月，由美國國會任命負責調查聯邦機構的無黨派團體政府問責辦公室（Government Accountability Office，GAO）[146] 向國會發表了一份嚴厲的報告。

　　以下是「食品安全：美國食品藥物管理局應加強其對於一般公認安全的食品成分的監督」的第一段 [147]。

> 「食品藥物管理局的監督程序無法確保所有新的『一般公認安全認證』（GRAS）的安全性。食品藥物管理局只審查某公司所提交自願通知計畫中的 GRAS，且食品藥物管理局通常沒有關於該公司其他 GRAS 的資訊，因為他們並未要求該公司呈報所有 GRAS。此外，食品藥物管理局尚未採取輔助措施確保 GRAS 的安全性，特別是那些沒有呈報給它們的 GRAS。食品藥物管理局尚未向公司發佈關於如何記錄其 GRAS 的指導方針，也尚未監督公司是否有持續且適當地執行 GRAS。最後，食品藥物管理局尚未對其 1997 年所研擬的規則頒佈最終法規—規則中包含自願通知計畫的框架和標準，這將有損計畫之可信度。」

　　這說明了食品藥物管理局不僅對批准程序的監督不足，而且還是由食品製造商自己來決定添加劑的「安全性」。這個程序的意圖和目的就是仰賴行業自律，只要食品添加劑符合批准的 GRAS 物質清單即可。這就像要求煙草製造商告訴我們吸菸是否有害一樣。

在整個科學界以及涉及食品安全和食品添加劑的文獻和出版報告中，我們沒有看到任何人對於食品酸化可能帶來的不良健康後果表示擔憂。順帶一提，13% 的 GRAS 物質是酸性的，包括名列在安全食品添加劑的鹽酸。

2009 年 9 月，俄亥俄州醫學中心（Ohio State Medical Center）的一份有趣報告發現，俄亥俄州的成年艾米許人（Amish）在年齡調整後的所有癌症發病率是其他成年人的 60%，而「與煙草相關」的癌症 [139]，包括咽部、喉部和食道的癌症，則只有控制組的 37%。除了艾米許人較少喝酒和抽煙的事實外，作者未具體討論他們的飲食。我們認為，艾米許人癌症發病率低的理由之一可能是他們不吃高度酸化和含防腐劑的食物 [139]。

請記住，除了胸口灼熱和消化不良外，逆流還會引起許多不同的症狀。隱性逆流會影響到喉頭、喉嚨和肺部，並導致咳嗽、喉嚨痛、聲音嘶啞和氣喘等症狀。這些都是美國人去看醫生的常見症狀。因此，醫生和病人都必須認識到，逆流不一定是典型的逆流（胃食道逆流疾病，GERD）。根據作者的經驗，逆流的診斷和治療很可能極度被低估。如果你想回顧逆流的症狀，請見第 30 頁的「該如何知道自己有逆流？」。

✚ 總結和結論

為什麼逆流會成為流行病，為什麼食道癌的發病率會飆升？逆流的細胞生物學（基礎科學）結合臨床經驗表明，高酸度的飲食對逆流患者有害。儘管直到現在還沒有人研究過這個問題的事實令人驚訝，但更令人不可置信的是，沒有人考慮過美國食物的系統性酸化可能會對健康產生不利影響。

我們相信，酸性食物促使了逆流的流行，同時也是食道癌（及癌前病變，如巴瑞特氏食道）發病率急劇上升的原因。我們建議吃新鮮、有機、

非加工的食物，而且平時要盡量避免酸。對大多數人來說，或許可以採取中庸之道，偶爾喝一杯柳橙汁或汽水，並不會導致逆流疾病。但是如果每天都喝這些飲料，那麼就很可能會有問題。對於已知有逆流疾病的人來說，每隔一段時間進行「酸／胃蛋白酶排毒」是個聰明的選擇。

你可能會問我們是否已經證明了「膳食酸會導致疾病」的說法。我們可以告訴你，書中引用了可靠的科學證據和臨床醫學的最新技術，這些數據令人信服且不言自明。我們在處理一個重要的公共衛生問題，與此同時我們為這一切的影響感到憂心，你呢？

參考文獻

1. Koufman JA. The Otolaryngologic manifestations of gastroesophageal reflux disease (GERD): A clinical investigation of 225 patients using ambulatory 24-hour pH monitoring and an experimental investigation of the role of acid and pepsin in the development of laryngeal injury. Laryngoscope 101 (Suppl. 53):1–78, 1991.

2. Koufman JA, Aviv JE, Casiano RR, Shaw GY. Laryngopharyngeal reflux: Position statement of the Committee on Speech, Voice and Swallowing Disorders of the American Academy of Otolaryngology——Head and Neck Surgery. Otolaryngol Head Neck Surg 127:32–35, 2002.

3. Koufman JA. Perspectives on laryngopharyngeal reflux: From silence to omnipresence. In Classics in Voice and Laryngology. Branski R, Sulica L, Eds. PP 179–189, Plural Publishing, San Diego, 2009.

4. Little FB, Koufman JA, Kohut RI, Marshal RB. Effect of gastric acid on the pathogenesis of subglottic stenosis. Ann of Otol Rhinol Laryngol 94:516–519, 1985.

5. Wiener GJ, Copper JB, Wu WC, Koufman JA, Richter JE, Castell DO. Is hoarseness an atypical manifestation of gastroesophogeal reflux? Gastroenterology 90:A1691, 1986.

6. Koufman JA, Wiener GJ, Wu WC, Castell DO. Reflux laryngitis and its sequelae: The diagnostic role of 24-hour pH monitoring. J Voice 2:78–89, 1988.

7. Weiner GJ, Koufman JA, Wu WC, et al. Chronic hoarseness secondary to gastroesophageal reflux disease: Documentation with 24-H ambulatory pH monitoring. Am J Gastroenterol 84:12, 1989.

8. Koufman JA. Aerodigestive manifestations of gastroesophageal reflux. What we don't yet know. Chest 104:1321-1322, 1993.

9. Koufman JA, Cummins MM. Reflux and early laryngeal carcinoma. Presented at the annual meeting of the Southern Section of the Triological Society. Key West, FL. January 6, 1995.

10. Koufman JA, Sataloff RT, Toohill R. Laryngopharyngeal reflux: Consensus report. J Voice 10:215–216, 1996.

11. Loughlin CJ, Koufman JA. Paroxysmal laryngospasm secondary to gastroesophageal reflux. Laryngoscope 106:1502–1505, 1996.

12. Loughlin CJ, Koufman JA, Averill DB, Cummins MM, Yong-Jae K, Little JP, Miller Jr. IJ, Meredith W. Acid-induced laryngospasm in a canine model. Laryngoscope 106:1506–1509, 1996.

13. Koufman JA. Methods and compositions for the diagnosis of extraesophageal reflux. United States Patent 5,879,897, 1996.

14. Koufman JA, Burke AJ. The etiology and pathogenesis of laryngeal carcinoma. Oto Clin N A 30:1–19, 1997.

15. Little JP, Matthews BL, Glock MS, Koufman JA, Reboussin DM, Loughlin CJ, McGuirt Jr. WF. Extraesophageal pediatric reflux: 24-hour double-probe pH monitoring of 222 children. Ann Otol Rhinol Laryngol Suppl 169: 1–16, 1997.

16. Matthews BL, Little JP, McGuirt Jr. WF, Koufman JA. Reflux in infants with laryngomalacia: Results of 24-hour double-probe pH monitoring. Otolaryngol Head Neck Surg 120:860–864, 1999.

17. Koufman JA, Amin M, Panetti M. Prevalence of reflux in 113 consecutive patients with laryngeal and voice disorders. Otolaryngol Head Neck Surg 123:385–388, 2000.

18. Reulbach TR, Belafsky PC, Blalock PD, Koufman JA, Postma GN. Occult laryngeal pathology in a community-based cohort. Otolaryngol Head Neck Surg 124:448–450, 2001.

19. Belafsky PC, Postma GN, Koufman JA. Laryngopharyngeal reflux symptoms improve before changes in physical findings. Laryngoscope 111: 979–981, 2001.

20. Belafsky PC, Postma GN, Koufman JA. The validity and reliability of the reflux finding score (RFS). Laryngoscope 111:1313–1317, 2001.

21. Amin MR, Koufman JA. Vagal neuropathy after upper respiratory infection: a viral etiology? Am J Otolaryngol 22:251–256, 2001.

22. Duke SG, Postma GN, McGuirt Jr. WF, Ririe D, Averill DB, Koufman JA. Laryngospasm and diaphragmatic arrest in the immature canine after laryngeal acid exposure: A possible model for sudden infant death syndrome (SIDS). Ann Otol Rhinol Laryngol 110:729–733, 2001.

23. Amin MR, Postma GN, Johnson P, Digges N, Koufman JA. Proton

pump inhibitor resistance in the treatment of laryngopharyngeal reflux. Otolaryngol Head Neck Surg 125:374–378, 2001.

24. Belafsky PC, Postma GN, Daniels E, Koufman JA. Transnasal esophagoscopy. Otolaryngol Head Neck Surg 125:588–589, 2001.

25. Johnson PE, Koufman JA, Nowak LJ, Belafsky PC, Postma GN. Ambulatory 24- hour double-probe pH monitoring: The importance of manometry. Laryngoscope 111:1970–1975, 2001.

26. Smoak BR, Koufman JA. Effects of gum chewing on pharyngeal and esophageal pH. Ann Otol Rhinol Laryngol 110:1117–1119, 2001.

27. Postma GN, Tomek MS, Belafsky PC, Koufman JA. Esophageal motor function in laryngopharyngeal reflux is superior to that of classic gastroesophageal reflux disease. Ann Otol Rhinol Laryngol 110:1114–1116, 2001.

28. Axford SE, Sharp S, Ross PE, Pearson JP, Dettmar PW, Panetti M, Koufman JA. Cell biology of laryngeal epithelial defenses in health and disease: Preliminary studies. Ann Otol Rhinol Laryngol 110:1099–1108, 2001.

29. Belafsky PC, Postma GN, Koufman JA. Transnasal esophagoscopy (TNE). Otolaryngol Head Neck Surg 125: 588–589, 2001.

30. Belafsky PC, Postma GN, Koufman JA. Subglottic edema (pseudosulcus) as a manifestation of laryngopharyngeal reflux. Otolaryngol Head Neck Surg 126:649–652, 2002.

31. Belafsky PC, Postma GN, Koufman JA. Validity and reliability of the reflux symptom index (RSI). J Voice 16:274–277, 2002.

32. Koufman JA. Laryngopharyngeal reflux is different from classic gastroesophageal reflux disease. Ear Nose Throat J. 81:7–9 2002.

33. Koufman JA, Belafsky PC, Daniel E, Bach KK, Postma GN. Prevalence of esophagitis in patients with pH-documented laryngopharyngeal reflux. Laryngoscope 112:1606– 1609, 2002.

34. Belafsky PC, Postma GN, Koufman JA. Hiatal hernia. Ear Nose Throat J. 81:502, 2002.

35. Koufman JA. Laryngopharyngeal reflux 2002: A new paradigm of airway disease. Ear Nose Throat J 81(9 Suppl 2) 2406, 2002.

36. Cohen JT, Bach KK, Postma GN, Koufman JA. Clinical manifestations of

laryngopharyngeal reflux. Ear Nose Throat J. 81:14–23, 2002.

37. Postma GN, Johnson LF, Koufman JA. Treatment of laryngopharyngeal reflux. Ear Nose Throat J. 81:24–6, 2002.

38. Holland BW, Koufman JA, Postma GN, McGuirt Jr. WF. Laryngopharyngeal reflux and laryngeal web formation in patients with pediatric recurrent respiratory papillomas. Laryngoscope 112:1926–29, 2002.

39. Johnston N, Bulmer D, Gill GA, Panetti M, Ross PE, Pearson JP, Pignatelli M, Axford A, Dettmar PW, Koufman JA. Cell biology of laryngeal epithelial defenses in health and disease: Further studies. Ann Otol Rhinol Laryngol 112:481–491, 2003.

40. Cohen JT, Postma GN, Enriquez PS, Koufman JA. Barrett's Esophagus. Ear Nose Throat J. 82:422, 2003.

41. Westcott CJ, Hopkins MB, Bach KK, Postma GN, Belafsky PC, Koufman, JA. Fundoplication for laryngopharyngeal reflux. J American College of Surgeons 199: 23–30, 2004.

42. Johnston N, Knight J, Dettmar PW, Lively MO, Koufman J. Pepsin and carbonic anhydrase isoenzyme III as diagnostic markers for laryngopharyngeal reflux disease. Laryngoscope 114:2129–34, 2004.

43. Halum SL, Butler SG, Koufman JA, Postma GN. Treatment of globus by upper esophageal sphincter injection with botulinum toxin A. ENT J Ear Nose Throat J 84:74, 2005.

44. Postma GN, Cohen JT, Belafsky PC, Halum SL, Gupta SK, Bach KK, Koufman JA. Transnasal esophagoscopy revisited (over 700 consecutive cases). Laryngoscope 115:321–3, 2005.

45. Carrau RL, Khidr A, Gold KF, Crawley JA, Hillson EM, Koufman JA, Pashos CL. Validation of a quality-of-life instrument for laryngopharyngeal reflux. Arch Otolaryngol Head Neck Surg 131:315–20, 2005.

46. Halum SL, Postma GN, Johnston C, Belafsky PC, Koufman JA. Patients with isolated laryngopharyngeal reflux are not obese. Laryngoscope 115:1042–5, 2005.

47. Knight J, Lively MO, Johnston N, Dettmar PW, Koufman JA. Sensitive pepsin immunoassay for detection of laryngopharyngeal reflux.

Laryngoscope 115:1473–8, 2005.

48. Johnston N, Dettmar PW, Lively MO, Postma GN, Belafsky PC, Birchall M, Koufman JA. Effect of pepsin on laryngeal stress protein (Sep70, Sep53, and Hsp70) response: Role in laryngopharyngeal reflux disease. Ann Otol Rhinol Laryngol 115:47–58, 2005.

49. Gill GA, Johnston N, Buda A, Pignatelli M, Pearson J, Dettmar PW, Koufman JA. Laryngeal epithelial defenses against laryngopharyngeal reflux (LPR): Investigations of pepsin, carbonic anhydrase III, pepsin, and the inflammatory response. Ann Otol Rhinol Laryngol 114:913–21, 2005.

50. Koufman JA, Johnston WC, Wright SC. Laryngopharyngeal reflux is worse in smokers than non-smokers. (Unreported data 2005).

51. Johnston N, Dettmar PW, Lively MO, Koufman JA. Effect of pepsin on laryngeal stress protein (Sep70, Sep53, and Hsp70) response: Role in laryngopharyngeal reflux disease. Ann Otol Rhinol Laryngol 115:47–58, 2006.

52. Halum SL, Postma GN, Bates DD, Koufman JA. Incongruence between histologic and endoscopic diagnoses of Barrett's Esophagus using transnasal esophagoscopy. Laryngoscope. 116:303–6, 2006.

53. Johnston N, Dettmar PW, Lively MO, Koufman JA. Effect of pepsin on laryngeal stress protein (Sep70, Sep53, and Hsp70) response: Role in laryngopharyngeal reflux disease. Ann Otol Rhinol Laryngol. 115:47–58, 2006.

54. Johnston N, Dettmar PW, Bishwokarma B, Lively MO, Koufman JA. Activity/stability of human pepsin: Implications for reflux attributed laryngeal disease. Laryngoscope 117:1036–9, 2007.

55. Koufman JA, Lively MO, Rubin M, Nelson D, Johnston N, Bishwokarma B, Wright SC. Use of a sensitive ELISA for the detection of pepsin in the airway secretions of patients with laryngopharyngeal reflux (LPR), gastroesophageal reflux disease (GERD), and healthy controls. Presented at the Annual Meeting of the American BronchoEsophagological Association. Orlando, FL. May 2, 2008.

56. Rees LE, Pazmany L, Gutowska-Owsiak D, Inman CF, Phillips A, Stokes CR, Johnston N, Koufman JA, Postma G, Bailey M, Birchall MA. The mucosal immune response to laryngopharyngeal reflux. Am J Respir Crit Care Med. 177:1187–93, 2008.

57. Birchall MA, Bailey M, Gutowska-Owsiak D, Johnston N, Inman CF, Stokes CR, Postma G, Pazmary L, Koufman JA, Phillips A, Rees LE. Immunologic response of the laryngeal mucosa to extraesophageal reflux. Ann Otol Rhinol Laryngol 117:891–5, 2008.

58. Amin MR, Postma GN, Setzen M, Koufman JA. Transnasal esophagoscopy: A position statement from the American Bronchoesophagological Association (ABEA). Otolaryngol Head Neck Surg 138:411–13, 2008.

59. Koufman JA, Block C. Differential diagnosis of paradoxical vocal fold movement. American Journal of Speech and Hearing 17:327–34, 2008.

60. Winkelstein A. Peptic esophagitis: A new clinical entity. JAMA 104:906-909, 1935.

61. Allison PR. Reflux esophogitis, sliding hiatal hernia, and the anatomy of repair. Surg Gynecol Obstet 1951: 92:419–431.

62. Nissen R. Gastopexy and "fundoplication" in surgical treatment of hiatal hernia. Am J Dig Dis 6:954–961, 1961.

63. Hunter J. Laparoscopic fundoplication. Ann Surg 223:673–687, 1996.

64. Fyke FE, Code CF, Schlegel JF. The gastroesophageal sphincter in healthy human beings. Gastroenterologia [Basel] 86:135–150, 1956.

65. Gerhardt DC, Shuck TJ, Bordeaux RA, Winship DH. Human upper esophageal sphincter. Response to volume, osmotic and acid stimuli. Gastroenterology 75:268– 274, 1978.

66. Burnett W. An evaluation of the gastroduodenal fibrescope. Gut 3:361–365, 1962.

67. Miller FA, Dovale J, Gunther T. Utilization of inlying pH probe for evaluation of acidpeptic diathesis. Arch Surg 89:199–203, 1964.

68. Spencer, J. Prolonged pH recording in the study of gastroesophageal reflux. Br J Surg, 56:912–914, 1969.

69. DeMeester TR, Johnson LF, Joseph GJ, Toscano MS, Hall AW, Skinner DB. Patterns of gastroesophageal reflux in health and disease. Ann Surg 184: 459–470, 1976.

70. Helm JF, Dodds WJ, Riedel DR, et al. Determinants of esophageal acid clearance in normal subjects. Gastroenterol 85:607–12, 1983.

71. Rogers E, Goldkind S, Isri O, et al. Adenocarcinoma of the lower esophagus. A disease primarily of white men with Barrett's Esophagus. J Clin Gastroenterol 8:613–618 1986.

72. Vitale GC, Cheadle WG, Patel B, et al. The effect of alcohol on nocturnal gastroesophageal reflux. JAMA 258:2077–2079, 1987.

73. Klinkenberg-Knol EC, Meuwissen SG. Treatment of reflux oesophagitis resistant to H2-receptor antagonists. Digestion (Supplement 1):47–53, 1989.

74. Korsten MA, Rosman AS, Fishbein S, et al. Chronic xerostomia increases esophageal acid exposure and is associated with esophageal injury. Am J Med 90:701–706, 1990.

75. Peghini PL, Katz PO, Bracy NA, Castell DO. Nocturnal recovery of gastric acid secretion with twice daily dosing of proton pump inhibitors. Am J Gastroenterol 93:763–767, 1998.

76. Korsten MA, Rosman AS, Fishbein S, Shlein RD, Goldberg HE, Biener A. Chronic xerostomia increases esophageal acid exposure and is associated with esophageal injury. Am J Med. 90:701–706, 1991.

77. Chiverton SG, Howden CW, Burget DW, Hunt RH. Omeprazole (20 mg) daily given in the morning or evening: A comparison of effects on gastric acidity, and plasma gastrin and omeprazole concentration. Aliment Pharmacol Ther. 6:103–111, 1992.

78. Jones AT, Balan KK, Jenkins SA, et al. Assay of gastricsin and individual pepsins in human gastric juice. J Clin Pathol. 46:254–258, 1993.

79. Leite LP, Johnston BT, Just RJ, Castell DO. Persistent acid secretion during omeprazole therapy: A study of gastric acid profiles in patients demonstrating failure of omeprazole therapy. Am J Gastroenterol 91:1527–1531, 1996.

80. Ho KY, Kang JY, Seow A. Prevalence of gastrointestinal symptoms in a multiracial Asian population, with particular reference to reflux-type symptoms. Am J Gastroenterol 93:1816–1822, 1998.

81. Peghini PL, Katz PO, Bracy NA, Castell DO. Nocturnal recovery of gastric acid secretion with twice daily dosing of proton pump inhibitors. Am J Gastroenterol. 93:763–767, 1998.

82. Maton PN, Orlando R, Joelsson B. Efficacy of omeprazole versus

ranitidine for symptomatic treatment of poorly responsive acid reflux disease——a prospective, controlled trial. Aliment Pharmacol Ther. 13:819–826, 1999.

83. Jansen JB, Van Oene JC. Standard-dose lansoprazole is more effective than highdose ranitidine in achieving endoscopic healing and symptom relief in patients with moderately severe reflux oesophagitis. The Dutch Lansoprazole Study Group. Aliment Pharmacol Ther. 13:1611–1620, 1999.

84. El-Serag HB, Petersen NJ, Carter J, et al. Gastroesophageal reflux among different racial groups in the United States. Gastroenterology 126:1692–1699, 2004.

85. Tambankar AP, Peters JH, Portale G, Hsieb C-C, Hagen JA, Bremner CG, DeMeester TR. Omeprazole does not reduce gastroesophageal reflux: New insights using multichannel impedance technology. J Gastroenterol Surg 8: 888–895, 2004.

86. Kawamura O, Aslam M, Rittmann T, et al. Physical and pH properties of gastroesophagopharyngeal refluxate: A 24-hour simultaneous ambulatory impedance and pH monitoring study. Am J Gastroenterol. 99:1000–10, 2004.

87. Lam P, Wei WI, Hui Y, Ho WK. Prevalence of pH-documented laryngopharyneal reflux in Chinese patients with clinically suspected reflux laryngitis. Am J Otolaryngol 27: 186–9, 2006.

88. Jackson, C. The Life of Chevalier Jackson: An Autobiography. Macmillan Co., New York, p. 229, 1938.

89. Aviv JE, Takoudes TG, Ma G, et al. Office-based esophagoscopy: A preliminary report. Otolaryngol Head Neck Surg 125:170–5, 2001.

90. Jobe BA, Hunter JG, Chang EY, et al. Office-based unsedated small caliber endoscopy is equivalent to conventional sedated endoscopy in screening and surveillance for Barrett's Esophagus: A randomized and blinded comparison. Am J Gastroenterol 101:2693703, 2006.

91. Cherry J, Margulies SI. Contact ulcer of the larynx. Laryngoscope 78:1937–1940, 1968.

92. Delahunty JE, Ardan G. Globus hystericus——a manifestation of reflux oesophagitis? J Laryngol Otol 84:1049–1054, 1970.

93. Delahunty JE. Acid laryngitis. J Laryngol Otol 86:335–342, 1972.

94. Chodosh PL. Gastro-esophago-pharyngeal reflux. Laryngoscope 87:1418–1427, 1977.

95. Fearon B, Bram I. Esophageal hiatal hernia in infants and children. Ann Otol Rhinol Laryngol 90: 387–391, 1981.

96. Olson NR. Effects of stomach acid on the larynx. Proc Am Laryngol Assoc 104:108– 112, 1983.

97. Bain WM, Harrington JW, Thomas LE, Schaefer SD. Head and neck manifestations of gastroesophageal reflux. Laryngoscope 1983: 93:175–9.

98. Ossakow SJ, Elta G, Colturi T, Bogdasarian R, Nostrant TT. Esophageal reflux and dysmotility as the basis for persistent cervical symptoms. Ann Otol Rhinol Laryngol 96:387–392, 1987.

99. Gaynor EB. Gastroesophageal reflux as an etiologic factor in laryngeal complications of intubation. Laryngoscope 98:972–979, 1988.

100. Ward PH, Berci G. Observations on the pathogenesis of chronic non-specific pharyngitis and laryngitis. Laryngoscope 92:1377–1382, 1988.

101. Toohill RJ, Kuhn JC. Role of refluxed acid in pathogenesis of laryngeal disorders. Am J Med 103:100S–106S, 1997.

102. Kuhn J, Toohill RJ, Ulualp SO, et al. Pharyngeal acid reflux events in patients with vocal cord nodules. Laryngoscope 108:1146–1149, 1998.

103. DelGaudio JM. Direct nasopharyngeal reflux of gastric acid is a contributing factor in refractory chronic rhinosinusitis. Laryngoscope 115:946–57, 2005.

104. Gaynor EB. Gastroesophageal reflux as an etiologic factor in laryngeal complications of intubation. Laryngoscope 98:972–979, 1988.

105. Smit CF, Mathus-Vliegen LM, Devriese PP, et al. Monitoring of laryngopharyngeal reflux: influence of meals and beverages. Ann Otol Rhinol Laryngol 112: 109–12, 2003.

106. Eryuksel E, Dogan M, Golabi P, Sehitoglu MA, Celikel T. Treatment of laryngopharyngeal reflux improves asthma symptoms in asthmatics. J Asthma 43:539– 42, 2006.

107. Sweet MP, Patti MG, Leard LE, Golden JA, Hays SR, Hoopes C,

Theodore PR. Gastroesophageal reflux in patients with idiopathic pulmonary fibrosis referred for lung transplantation. J Thorac Cardiovasc Surg 133: 1078–84, 2007.

108. Wetmore RF. Effects of acid on the larynx of the maturing rabbit and their possible significance to the sudden infant death syndrome. Laryngoscope 103:1242–54, 1993.

109. Ross JA, Noordzji JP, Woo P. Voice disorders in patients with suspected laryngopharyngeal reflux disease. J Voice 12:84–88, 1998.

110. Rothstein SG. Reflux and vocal disorders in singers with bulemia. J Voice 12:89–90, 1998.

111. Grontved AM, West F. pH monitoring in patients with benign voice disorders. Acta Otolaryngol Suppl 543:229–231, 2000.

112. Noordzij JP, Khidr A, Desper E, et al. Correlation of pH probe-measured laryngopharyngeal reflux with symptoms and signs of reflux laryngitis. Laryngoscope 112: 2192–5, 2002.

113. Tokashiki R, Nakamura K, Watanabe Y, Yamaguchi H, Suzuki M. The relationship between esophagoscopic findings and total acid reflux time below pH 4 and pH 5 in the upper esophagus in patients with laryngopharyngeal reflux disease (LPRD). Auris Nasus Larynx 32:265–8, 2005.

114. Garcia I, Krishna P, Rosen CA. Severe laryngeal hyperkeratsosis secondary to laryngopharyngeal reflux. Ear Nose Throat J 85:417, 2006.

115. Park KH, Choi SM, Kwon SU, et al. Diagnosis of laryngopharyngeal reflux among globus patients. Otolaryngol Head Neck Surg 134: 81–5, 2006.

116. Payne RJ, Kost KM, Frenkiel S, Zeitouni AG, et al. Laryngeal inflammation assessed using the reflux finding score in obstructive sleep apnea. Otolaryngol Head Neck Surg 134: 836–42, 2006.

117. Fenton JE, Kieran SM. Re: Nasopharyngitis is a clinical sign of laryngopharyngeal reflux. Am J Rhinol 21:135, 2007.

118. Tsunoda K, Ishimoto S, Suzuki M, et al. An effective management regimen for laryngeal granuloma caused by gastro-esophageal reflux: Combination therapy with suggestions for lifestyle modifications. Acta Otolaryngol 127:88–92, 2007.

119. Ward PH, Hanson DG. Reflux as an etiological factor of carcinoma of the laryngopharynx. Laryngoscope 98:1195–1199, 1988.

120. Morrison MD. Is chronic gastroesophageal reflux a causative factor in glottic carcinoma? Otolaryngol Head Neck Surg 99:370–373, 1988.

121. Geterud A, Bove M, Ruth M. Hypopharyngeal acid exposure: An independent risk factor for laryngeal cancer? Laryngoscope 113:2201–5, 2003.

122. Dagli S, Dagli U, Kurtaran H, Alkim C, Sahin B. Laryngopharyngeal reflux in laryngeal cancer. Turk J Gastroenterol 15:77–81, 2004.

123. Ozlugedik S, Yorulmaz I, Gokcan K. Is laryngopharyngeal reflux an important risk factor in the development of laryngeal carcinoma? Eur Arch Otorhinolaryngol 263:339–43, 2006.

124. Johnston N, Yan J, Samuels TL. Pepsin, at pH7 in non-acidic laryngopharyngeal refluxate, significantly alters the expression of multiple genes implicated in carcinogensis. Presented at the annual meeting of the American BronchoEsophogological Association, Las Vegas NV, April 28, 2010. (Submitted for publication to The Annals of Otology, Rhinology and Laryngology.)

125. Piper DW, Fenton BH. pH stability and activity curves of pepsin with special reference to their clinical importance. Gut 6:506–508, 1965.

126. Goldberg HI, Dodds WJ, Gee S, et al. Role of acid and pepsin in acute experimental esophagitis. Gastroenterology 56:223–230, 1969.

127. Lillemoe KD, Johnson LF, Harmon JW. Role of the components of the gastroduodenal contents in experimental acid esophagitis. Surgery 92:276:–284, 1982.

128. Johnson LF, Harmon JW. Experimental esophagitis in a rabbit model. Clinical Relevance. J Clin Gastroenterol 8 (Suppl 1):26–44, 1986.

129. Samuels TL, Johnston N. Pepsin as a marker of extraesophageal reflux. Ann Otol Rhinol Laryngol 119:203–8, 2010.

130. Barrett NR. The lower esophagus lined by columnar epithelium. Surgery 41:881–894, 1957.

131. Conio M, Blanchi S, Lapertosa G, et al. Long-term endoscopic surveillance of patients with Barrett's Esophagus. Incidence of dysplasia and adenocarcinoma: A prospective study. Am J Gastroenterol 98:1931–

9, 2003.

132. Rogers E, Goldkind S, Isri O, et al. Adenocarcinoma of the lower esophagus. A disease primarily of white men with Barrett's Esophagus. J Clin Gastroenterol 8:613–618, 1986.

133. Lagergren J, Bergstrom R, Lindgren A, Nyren O. Symptomatic gastroesophageal reflux as a risk factor for esophageal adenocarcinoma. NEJM. 340:825–831, 1999.

134. Reavis KM, Morris CD, Gopal DV, Hunter JG, Jobe BA. Laryngopharyngeal reflux symptoms better predict the presence of esophageal adenocarcinoma than typical gastroesophageal reflux symptoms. Ann Surg 239:849–56, 2004.

135. Wong A, Fitzgerald RC. Epidemiologic risk factors for Barrett's Esophagus and associated adenocarcinoma. Clin Gastroenterol Hepatology 3:1–10, 2005.

136. Koufman JA. Low-Acid Diet for Recalcitrant Laryngopharyngeal Reflux: Therapeutic Benefits and Their Implications. Ann Otol Rhinol Laryngol 120:281–87, 2011.

137. Koufman JA. The changing pattern of reflux in America: Disease prevalence is increasing and the typical laryngopharyngeal reflux (LPR) patient is getting younger. (Unreported data 2010).

138. Stanciu C, Bennett JR. Smoking and gastroesophageal reflux. Br Med J 3:793–95, 1972.

139. Westman JA, Ferketich A, Kauffman R, et al. Low cancer incidence rates in Ohio Amish. Cancer Causes Controls 211: 69–75, 2010.

140. Bellis M. Introduction to pop: The history of soft drinks timeline. About. com (http:// inventors.about.com/od/sstartinventions/a/soft_drink.htm)

141. Lobbying 2009: American Beverage Association. Center for Responsive Politics. (http://www.opensecrets.org/lobby/clientlbs.php?year=2009&lname=American+Beve rage+Assn&id) March, 2010.

142. United States Average Annual Sugar Intake. USDA Economic Research Service.(http:// www.ers.usda.gov/Data/FoodConsumption/app/availability.aspx) January, 2008.

143. "Acidified Foods." Code of Federal Regulations————Title 21———— Food and Drugs Chapter I, Department Of Health And Human Services

Subchapter B———Food for Human Consumption Part 114. United States Food and Drug Administration. Arlington, VA, Washington Business Information, 2010.

144. Food and Drug Administration. Guidance for Industry: Frequently Asked Questions About GRAS (Generally Regarded as Safe) Food Additives. (http://www.fda.gov/Food/GuidanceComplianceRegulato ryInformation/GuidanceDocuments/ FoodIngredientsandPackaging/ ucm061846.htm)

145. "Generally Recognized as Safe Food Additives: FDA Database of Selected GRAS Substances." United States Food and Drug Administration. National Technical Information Service, Springfield, VA, 2009.

146. Walker D. GAO Answers the Question: What's in a Name? United States Government Accountability Office. (http://www.gao.gov/about/ rollcall07192004. pdf /) July, 2004.

147. "Food Safety: FDA Should Strengthen Its Oversight of Food Ingredients Determined to Be Generally Recognized as Safe (GRAS)." GAO-10–246: United States Government Accountability Office, February 3, 2010.

常見食物和飲料的酸度（pH 值）

　　我們測試了許多食物和飲料的 pH 值（酸度）。pH 值為 7 是中性（非酸性）；pH 值為 1 是非常酸。胃酸本身通常介於 pH 值 1 和 pH 值 4 之間。對於逆流食療來說，pH 值低於 4 的食物和飲料即屬過酸。事實上，在前兩週的入門期，我們建議避免任何 pH 值 5 或以下的食物。記住，低 pH 值意味著高酸度。日常飲食良好的 pH 值應介於 5-7 之間。而過了入門期之後，可以適量食用 pH 值為 4-5 的食物。

常見食物和飲料的酸度總表： （＊表示：「對逆流不好」，但原因不在酸度。）	
	pH
萊姆	2.7
可口可樂	2.8
石榴蔓越莓汁（Langer's）	2.8
檸檬	2.9
健怡百事可樂	2.9
健怡汽水（Tab）	2.9
蔓越莓汁（Tropicana）	2.9
干邑白蘭地	3.0

開特力（水果口味）	3.0
健怡激浪	3.1
氣泡葡萄酒（Mionetto）	3.1
辣醬（Texas Pete）	3.1
蜜翠蘋果（Macoun）	3.2
罐頭橘子（Dole）	3.2
冰茶（Lipton lemon）	3.2
黃芥末醬（White Rose）	3.2
油桃	3.3
石榴	3.3
零卡可口可樂	3.3
健怡檸檬茶（Snapple）	3.3
鳳梨	3.4
粉紅葡萄柚	3.4
奇異果	3.4
罐頭芒果（Del Monte「Sunfresh」）	3.4
蘋果醬（Mott's Original）	3.4
番茄醬（Heinz）	3.4
烤肉醬（Kraft original）	3.4
伍斯特醬（Lea & Perrins）	3.4
草莓	3.5
百事可樂	3.5

凱撒醬（Newman's Own）	3.5
桃子	3.6
澳洲史密斯蘋果（Granny Smith）	3.6
無籽綠葡萄	3.6
零卡雪碧	3.6
千島沙拉醬（Kraft）	3.6
第戎芥末醬（Grey Poupon）	3.6
芒果	3.7
旭蘋果（McIntosh）	3.7
黑莓	3.7
藍莓	3.7
健怡可口可樂	3.7
蔓越莓石榴汁（Knudsen）	3.7
醃黃瓜 – 清脆（B&G）	3.7
微辣莎莎醬（Tostitos）	3.7
烤肉醬（Bull's-Eye original）	3.7
臍橙	3.8
氣泡水（Seagram's original）	3.8
柳橙汁	3.8
俄式沙拉醬（Wishbone）	3.8
櫻桃	3.9
紅牛 – 能量飲料	3.9

番茄汁（Campbell's from concentrate）	3.9
整粒去皮罐頭番茄（San Marzano）	3.9
番茄醬（Del Monte）	3.9
田園沙拉醬 – 低脂（Kraft）	3.9
富士蘋果（Fuji）	4.0
切塊番茄（San Marzano）*	4.0
1% 蜜桃優格	4.0
蘑菇番茄醬*（Prego Italian）	4.0
番茄糊*（Hunt）	4.0
蜜桃優格（Dannon）	4.1
整粒去皮罐頭番茄*（Best Yet）	4.1
有機番茄醬*（Del Monte）	4.1
披薩即食番茄醬*（Ragu）	4.1
特辣莎莎醬*（Rosa Mexicano）	4.1
加拉蘋果（Gala）	4.2
五爪蘋果（Red Delicious）	4.2
覆盆子	4.2
V8 蔬菜汁*	4.2
氣泡水 *（Poland Spring）	4.3
1% 低脂優格（Cream-O-Land）	4.3
墨西哥番茄醬*	4.3
羅馬番茄*	4.4

蘇托力伏特加*（Stolichnaya，加冰、加檸檬皮）	4.4
煎番茄*	4.5
健怡冰淇淋汽水*（Dr. Brown's diet）	4.5
百威啤酒*（Budweiser）	4.5
龍舌蘭花蜜（Sweet Cactus Frams）	4.5
絕對伏特加*（Absolut）	4.7
橘甜椒	4.8
煎墨西哥番茄*	4.8
聖沛黎洛礦泉水*（Pellegrino）	4.8
紅甜椒	4.9
義式焗烤甜椒	5.0
咖啡（濃縮）每天限一杯	5.0
青椒	5.1
罐頭四季豆（Green Giant）	5.2
義大利沙拉醬（Zesty Kraft）	5.2
波士梨（Bosc）	5.3
小黃瓜	5.4
香蕉	5.6
中國白茉莉花茶（限每日一杯淡茶）	5.6
馬鈴薯 – 愛達荷州	5.7
小粒罐頭青豆（Le Sueur）	5.8
橡子南瓜	5.9

綠高麗菜	6.0
黃瓜	6.0
茄子	6.0
菊苣	6.0
白洋蔥	6.0
馬鈴薯 – 育空黃金	6.0
皺葉高麗菜	6.1
熟哈密瓜	6.1
紅甜菜根	6.1
雙孢蘑菇	6.1
義大利平葉巴西里	6.1
小蘿蔔 – 紅色或黑色	6.1
山藥	6.1
蕪菁	6.2
生四季豆	6.2
熟青花菜	6.2
南瓜義大利麵	6.2
咖啡（加牛奶）每天限一杯	6.2
熟四季豆	6.3
生青花菜	6.3
紫高麗菜	6.3
西班牙產生黃洋蔥*	6.3

炒白洋蔥*	6.4
薑	6.5
波特菇（Portobello）	6.5
全脂殺菌牛奶*	6.5
櫛瓜	6.6
玉米粒（Del Monte）	6.6
歐洲防風草	6.6
香蕉燕麥鬆餅	6.8
玉米	6.9
茴香	6.9
瓶裝水（Poland Spring）	6.9
紅蘿蔔	7.0
紐約市的自來水	7.0
脫脂無乳糖牛奶	7.0
2% 牛奶燕麥片	7.2
去核黑橄欖（Best Brand）	7.3
2% 有機牛奶	7.5
酪梨	7.8

請記住：紅色＝危險、綠色＝安全

致謝

　　作者們要表彰並感謝一些爲本書的成功做出貢獻的人：格雷格‧霍范恩（Greg VanHorn）的研究協助；潔米‧博內特（Jamie Bernard）、安納貝爾‧戴（Annabelle Day）和 M‧喬治‧史蒂文森（M. George Stevenson）的編輯；泰拉‧米勒（Tara Miller）和埃爾皮尼基‧阿薩納西阿杜（Elpiniki Athanasiadou）的營養價值計算；以及安娜‧羅傑斯（Ana Rogers）和琴‧賽德曼（Gene Seidman）的書籍設計。另外特別感謝馬克‧巴洛德（Mark Ballard）、拉塔莎‧泰勒（Latasha Taylor）、拉娜‧貝克（Lana Baker）、茱莉亞‧曼金（Julia Mankin）、莎拉‧豪斯曼（Sarah Hausman）和梅里爾‧莫斯（Meryl Moss）。

作者

潔米・考夫曼（Jamie Koufman）是世界上逆流疾病的主要權威醫生之一，也針對逆流議題在美國國內和國際間巡迴演講。近三十年來，她的開創性研究集中在探討逆流對聲音和呼吸道的影響。她創造了「隱性逆流」（Silent reflux）和「咽喉逆流（Laryngopharyngeal reflux，LPR）」兩個涉及喉頭和喉嚨逆流的醫學術語。

潔米醫生是紐約聲音研究所（The Voice Institute of New York）的創辦人和主任，該研究所是美國最重要的綜合聲音治療中心之一。她是紐約醫學院（New York Medical College）的臨床耳鼻喉科教授，自 1994 年以來每年都被列為「美國頂尖醫生（Top Doctors in America）」。潔米醫生撰寫了一個關於嗓音障礙、聲帶手術、逆流和經鼻內視鏡的醫學部落格：www.VoiceInstituteofNewYork.com。

＊＊＊＊＊

喬丹・斯特恩（Jordan Stern）是具有美國專科執照的耳鼻喉科醫生（頭頸外科），在上呼吸道疾病的治療方面有超過 20 年的經驗。他也是綜合性睡眠呼吸中止症和打鼾中心「BlueSleep」的創辦人及主任，並且組建了一個跨專業團隊，致力於治療成人和兒童的睡眠呼吸中止症和打鼾。

斯特恩醫生經常針對睡眠呼吸中止症和頭頸部腫瘤方面進行發表和演講。他是聖文生頭頸腫瘤外科計畫（Saint Vincent's Head and Neck Oncologic Surgery）和紐約眼耳醫院頭頸外科服務（New York Eye & Ear Infirmary's Head and Neck Surgery）的前主任。自 2007 年以來，他每年都被列入《紐約時報》的「頂尖醫生（Top Docs）」名單中。

他與鋼琴家馬格達萊納‧巴切夫斯卡（Magdalena Baczewska）一起製作了〈Music for Dreams〉（見 www.bluesleep.com）。

* * * * *

馬克‧麥克‧鮑爾（Marc Michel Bauer）主廚是法國廚藝學院（French Culinary Institute）的主廚和備廚，在過去的 18 年裡，他在那裡磨練烹飪和技術能力，並熱情從事教育和啟發後輩。身為一名法國主廚，他曾是曼哈頓「Délices de France」的行政主廚。他在法國獲得了烹飪藝術和科學的雙重高級認證，並在紐約州立大學學院（SUNY College）獲得了理學士學位。

鮑爾主廚透過使用從國外旅行中獲得的當地食材和技術，以及透過調整食譜以滿足特殊飲食需求來設計新菜餚的能力，為烹飪帶來了豐富的創造力。在他的職業生涯中，他曾與許多業內的頂級廚師並肩工作，包括亞倫‧賽拉克（Alain Sailhac）、雅克‧貝潘（Jacques Pépin）、安德列‧索爾特納（Andre Soltner）和雅克‧托雷斯（Jacques Torres）。由於親身經歷過胃酸逆流的痛苦，他認為有必要創造出簡單的食譜，使逆流患者能夠享受食物，不受飲食的限制。

如欲取得更多逆流相關資訊，可至本書作者網站：
www.JamieKoufman.com
www.KoufmanConsulting.com
www.BlueSleep.com

HealthTree
健康樹　健康樹系列 172

【跨科解密】胃食道逆流修復全書
美國權威醫師 12 年實證，兩大飲食階段 ×75 道低酸料理，14 天終結各種逆流症狀
DROPPING ACID: THE REFLUX DIET COOKBOOK & CURE

作　　　　　者	潔米‧考夫曼（Jamie Koufman, MD）、喬丹‧斯特恩（Jordan Stern, MD）、馬克‧鮑爾（Marc Bauer）
譯　　　　　者	陳莉淋
封 面 設 計	張天薪
版 型 設 計	楊雅屏
內 文 排 版	許貴華
責 任 編 輯	張成慧
行 銷 企 劃	黃安汝
出版一部總編輯	紀欣怡

出　版　者	采實文化事業股份有限公司
業 務 發 行	張世明‧林踏欣‧林坤蓉‧王貞玉
國 際 版 權	鄒欣穎‧施維真
印 務 採 購	曾玉霞
會 計 行 政	李韶婉‧簡佩鈺‧謝佩慈
法 律 顧 問	第一國際法律事務所　余淑杏律師
電 子 信 箱	acme@acmebook.com.tw
采 實 官 網	www.acmebook.com.tw
采 實 臉 書	www.facebook.com/acmebook01

I　S　B　N	978-986-507-940-6
定　　　價	400元
初 版 一 刷	2022年9月
劃 撥 帳 號	50148859
劃 撥 戶 名	采實文化事業股份有限公司
	104台北市中山區南京東路二段95號9樓
	電話：(02)2511-9798　傳真：(02)2571-3298

國家圖書館出版品預行編目資料

（跨科解密）胃食道逆流修復全書：美國權威醫師 12 年實證，兩大飲食階段 X75 道低酸料理，14 天終結各種逆流症狀 / 潔米．考夫曼 (Jamie Koufman), 喬丹．斯特恩 (Jordan Stern), 馬克．鮑爾 (Marc Bauer) 作；陳莉淋譯 . -- 初版 . -- 臺北市：采實文化事業股份有限公司 , 2022.09

208 面 ; 17x23 公分 . -- (健康樹系列 ; 172)

譯自：Dropping acid : the reflux diet cookbook & cure

ISBN 978-986-507-940-6(平裝)

1.CST: 食道逆流性疾病 2.CST: 食療

415.516　　　　　　　　　　　　　　　　　　　　　　111011133

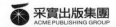